感谢国家社会科学基金项目：城市低龄老人社会参与对健康促进的影响研究（21BRK018）对本研究的资助

中国老年健康模式研究

崔晓东　著

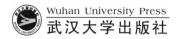

Wuhan University Press
武汉大学出版社

图书在版编目(CIP)数据

中国老年健康模式研究/崔晓东著. — 武汉：武汉大学出版社，
2022.3
ISBN 978-7-307-22764-4

Ⅰ．中… Ⅱ．崔… Ⅲ．老年人－健康－研究－中国 Ⅳ．R161.7

中国版本图书馆CIP数据核字(2021)第251204号

责任编辑：姜程程　　　　责任校对：孟令玲　　　　版式设计：天　韵

出版发行：**武汉大学出版社**　　（430072　武昌　珞珈山）
（电子邮箱：cbs22@whu.edu.cn 网址：www.wdp.com.cn）
印刷：三河市京兰印务有限公司
开本：710×1000　1/16　　印张：14.5　　字数：252千字
版次：2022年3月第1版　　2022年3月第1次印刷
ISBN 978-7-307-22764-4　　定价：58.00元

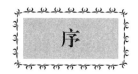

序

　　人口老龄化是社会经济发展的必然结果，是一个世界性现象，也是21世纪的全球大趋势。面对滚滚而来的"银发浪潮"，党中央审时度势，在十九届五中全会通过"实施积极应对人口老龄化国家战略"，这是全面把握我国人口发展大趋势和老龄化规律做出的重大决策部署，关系中华民族伟大复兴战略全局。战略措施的推动落实和积极应对需要未雨绸缪和有的放矢，需要对可能存在的问题和发展困境进行前瞻性预判，从而为精准精深精细政策的实施提供理论或数据支持。

　　以崔晓东副教授为负责人的研究团队敏锐地瞄准这个关键领域，持续投入大量心力深入研究，所形成的多项成果已被社会科学引文索引（SSCI）、科学引文索引（SCI）及中文社会科学引文索引（CSSCI）收录。呈现在读者面前的《中国老年健康模式研究》一书是相关成果的集成与优化，也是国家社会科学基金项目(21BRK018)的阶段性研究成果。通读全书，既可感受到作者扎实深厚的学术功底和学术热情，又能感受到作者对中国人口发展转型及影响深深的关切和忧虑。回味全书，本书的价值和特色主要体现在如下方面：

　　问题意识强烈，兼具现实性和前瞻性　积极应对老龄化中国方案的形成面临诸多问题和挑战，基础又核心的问题是老人健康及由此引发的养老照料、经济增长和社会福利等深层次问题，那么中国老人健康状况如何，有何规律和特征？如何揭示和量化人口老龄化的宏观效应？作为破解老龄化引发诸多挑战的老龄事业，如何评价其发展水平？是否存在超阈或堕距？诸如此类问题无疑会引发社会关注。本书精准把握以上问题关键，着力构建适合本土数据的量化模型，切实回应社会关切，体现了强烈的问题意识与前瞻意识。

　　研究内容丰富，兼具逻辑性和独立性　该书旨在为积极应对老龄化战略提供理论和数据支持，围绕老龄化及影响这一主题，遵循"事实描述及预测－影响机制及效应－应对策略及提升"的研究逻辑，章节间逻辑连贯，每一章节又遵循经

中国老年健康模式研究

典研究范式自成一体，既建构本土理论，又拓宽研究视野。如老年健康模式研究，既强调事实特征更强调态势预测；老龄化宏观效应研究，既关注理论建构又关注效应测度；老龄事业发展，既关注发展水平测度又强调协调发展。研究内容饱满，结论明确，具有较强的学理性、实践性及资料性。

研究方法新颖，兼具继承性和独创性　人口学、社会学、经济学、精算学等多学科方法交叉融合及严谨的理论推导是本书一大特点。扎实的文献阅读及学术功底夯实了本书理论构建基础，结合本土数据特征的研究方法既有普适性又有独创性。如利用人口学和精算学方法实现了中国老年健康模式的预测，尤其置信区间的构造具有开创性和扩展性；利用经济学均衡模型研究老龄化宏观效应；利用计量经济学方法识别健康的亲富性和区域性；借用物理学耦合协调指标考察老龄事业发展的充分性和适度性。翔实的理论分析和实证结果丰富和补充了相关文献，同时为相关研究提供可比照方案。

研究结论清晰，兼具建设性和前瞻性　针对老龄化进程中的基础性问题，本书通过理论构建和实证检验进行回应和突破。如老年健康变化规律，既事关老年生命质量，又为未来养老压力估算提供参考；老年健康的区域特征、收入特征及形成机制，提醒既要关注老年健康的空间非均衡，又要尊重健康的自然禀赋性；既要关注绝对收入正向健康效应，又要关注相对收入"剥夺效应"的严重性；目前寿命延长的经济和福利效应仍处于上升期，但要关注由健康投资引致的寿命延长福利效应不佳，加强老龄事业适度协调发展意识，注重目标设定的地区差异。

本书将研究议题置于"健康中国"和"积极应对人口老龄化"战略背景之下，深入研究顶层设计及社会关切的基础且关键问题，是老龄化研究的一项重要成果。当然，中国正处于迈向中国特色社会主义现代化强国的关键期，恰逢人口转型及"百年未有之大变局"时代，有些问题难免需要进一步完善和持续跟踪研究。笔者衷心希望本书研究团队能一如既往地从事人口社会学的基础研究，也希望更多学界同仁一起关注人口转型话题，形成合力，不断提升该方向的研究水平。

2021 年 10 月于南京大学河仁楼

目　　录

第一篇　基础篇 ……………………………………………………………… 1

　第一章　绪论 …………………………………………………………………… 2

　　第一节　研究背景 ……………………………………………………… 2

　　第二节　研究问题及意义 ……………………………………………… 6

　　第三节　研究内容和结构框架 ………………………………………… 8

　第二章　相关概念及理论 …………………………………………………… 11

　　第一节　人口老龄化及应对思路演进 ………………………………… 11

　　第二节　人口年龄结构转变理论 ……………………………………… 13

　　第三节　健康概念及健康模式理论 …………………………………… 14

　　第四节　老年健康研究视角及研究议题 ……………………………… 17

第二篇　应用篇 ……………………………………………………………… 21

　第三章　中国老年健康变化轨迹 …………………………………………… 22

　　第一节　健康转移概率矩阵构建方法 ………………………………… 22

　　第二节　预测过程及结果 ……………………………………………… 28

　　第三节　本章小结 ……………………………………………………… 42

　第四章　寿命与健康寿命估计 ……………………………………………… 44

　　第一节　引言和文献综述 ……………………………………………… 44

　　第二节　研究数据和研究方法 ………………………………………… 48

　　第三节　计算结果 ……………………………………………………… 50

　　第四节　有效性验证 …………………………………………………… 62

　　第五节　结论与讨论 …………………………………………………… 65

　第五章　寿命与健康寿命预测 ……………………………………………… 79

　　第一节　引　言 ………………………………………………………… 79

　　第二节　文献综述 ……………………………………………………… 80

　　第三节　研究方法 ……………………………………………………… 82

　　第四节　研究结果 ……………………………………………………… 85

　　第五节　对寿命与健康寿命的进一步探讨 …………………………… 94

　　第六节　结论与讨论 …………………………………………………… 97

　第六章　长期护理需求规模及照护成本估计 ……………………………… 99

　　第一节　引言和文献综述 ……………………………………………… 99

第二节　公式推导及研究步骤 ………………………………… 102
第三节　计算结果 ……………………………………………… 104
第四节　总结和结论 …………………………………………… 119

第三篇　拓展篇 …………………………………………………… 121

第七章　老年健康与区域差异 ………………………………… 122
第一节　引言与文献综述 ……………………………………… 122
第二节　研究方法与数据 ……………………………………… 125
第三节　数据来源及区域划分 ………………………………… 129
第四节　中国老年健康水平的区域差异 ……………………… 129
第五节　中国老年健康区域差异的演进趋势 ………………… 136
第六节　结论和政策启示 ……………………………………… 142

第八章　老年健康和收入水平 ………………………………… 144
第一节　引　言 ………………………………………………… 144
第二节　文献综述 ……………………………………………… 145
第三节　研究方法 ……………………………………………… 150
第四节　结果与讨论 …………………………………………… 155
第五节　结论与建议 …………………………………………… 161

第四篇　专题篇 …………………………………………………… 163

第九章　预期寿命、经济增长和福利效用 …………………… 164
第一节　引　言 ………………………………………………… 164
第二节　文献综述 ……………………………………………… 165
第三节　模型构建及效应分析 ………………………………… 167
第四节　数字模拟及结果解释 ………………………………… 173
第五节　结论及建议 …………………………………………… 178

第十章　老龄化、老龄事业与经济水平 ……………………… 182
第一节　引　言 ………………………………………………… 182
第二节　文献综述 ……………………………………………… 183
第三节　老龄事业与老龄化及经济发展匹配度分析 ………… 185
第四节　老龄事业、老龄化、经济发展协调关系动态分析 …… 193
第五节　结论和启示 …………………………………………… 200

第十一章　全书总结 …………………………………………… 203

参考文献 …………………………………………………………… 205

结语 ………………………………………………………………… 226

第一篇　基础篇

第一章
绪　论

第一节　研究背景

一、中国人口结构转变及趋势

人口问题是影响经济社会发展的根本性问题。近年来，中国人口发展出现了一些显著变化，既面临人口众多的压力，又面临人口结构转变带来的挑战。目前，我国总人口保持持续低速增长。第七次全国人口普查数据显示，我国大陆 31 个省、自治区、直辖市和现役军人的总人口约为 141 178 万，相比第六次全国人口普查增加 7 206 万，增长 5.38%。但从增长速度来看，1950—2010 年，我国每十年人口增长速度分别是：20 世纪 50 年代为 19.9%，60 年代为 25.4%，70 年代为 18.9%，80 年代为 15.8%，90 年代为 10.9%，2000—2010 年为 5.8%。可见，21 世纪以来，我国总人口增长速度明显放缓，2020 年我国出生人口约为 1 200 万，死亡人口超过 1 000 万，可以预见，死亡人口规模更加接近并将超过出生人口，总人口进入下降通道渐行渐近。

与人口规模属于慢变量相比，人口结构的转变更值得引起关注。人口结构转变存在两个发端，一是预期寿命延长。20 世纪后半叶以来最显著的特征是几乎发生在所有国家的人类寿命的延长，全球范围平均寿命从 1960 年的 54.4 岁提高到 2019 年的 72.6 岁，并预计在 2050 年有望达到 77.1 岁（2020 年世界卫生组织统计）。中国人口 2019 年平均寿命达到 77.3 岁，增长速度远远超过发达国家和世界平均水平，绝对值也接近高收入国家的平均水平（陈东升，2020）。二是人口出生率持续下降。无论是全球，还是中国，受生产模式、生活方式、文化传统改变等多方面因素的影响，总和生育率持续下降，特别是在中国，第七次全国人口普查显示，2020 年中国新生儿数量为 1 200

万，创下了中国历年出生人口数量的历史新低，妇女总和生育率为 1.3，不仅远低于更替水平的 2.1、低于国际警戒线的 1.5，甚至低于日本的 1.36，并有进一步下降的可能。预期寿命延长不断扩展人口年龄"金字塔"的顶部，出生人口降低加速缩窄了"金字塔"的底部，双向作用使中国人口的年龄结构迅速趋于柱状。从 2018 年开始，60 岁及以上老龄人口占比（17.9%）开始超过 0~14 岁的人口占比（17.8%），预计之后的差距将会越来越大，中国人口结构向"倒梯形"发展（刘远立，郑忠伟，饶克勤，2019）。2020 年，两者的占比分别为 18.7% 和 17.95%，证明了这种趋势。

二、中国人口老龄化及特征

人口老龄化是经济社会发展的结果，是一个世界性现象，也是 21 世纪的全球大趋势。联合国预测数据表明，2020 年，60 岁及以上人口比重在发达国家为 25.9%，在发展中国家（不包括最不发达国家）为 12.1%。虽然最不发达国家的这一比重目前仅为 5.7%，但是也将迅速赶超上来。中国作为一个处在从中等偏上收入向高收入过渡的国家，在人口老龄化方面并不置身事外。

根据《中国人口老龄化发展趋势预测研究报告》（以下简称《报告》），中国的人口老龄化发展趋势可以划分为三个阶段：第一阶段，从 2001 年到 2020 年，是快速老龄化阶段；第二阶段，从 2021 年到 2050 年，是加速老龄化阶段；第三阶段，从 2051 年到 2100 年，是稳定的重度老龄化阶段。中国的老龄化除了遵循一般路径之外，《报告》提出，中国的人口老龄化具有老年人口规模巨大、老龄化发展迅速、地区发展不平衡、城乡倒置显著、女性老年人口数量多于男性、老龄化超前于现代化六个主要特征。2000 年左右，我国 65 岁及以上老年人口比重达到 7%，标志着我国开始进入老龄化社会。第七次全国人口普查数据显示，2020 年我国 60 岁及以上老年人口为 2.64 亿，占 18.70%，其中 65 岁及以上人口为 1.91 亿，占 13.53%，这样的人口规模相当于很多国家的总人口规模。同时，65 岁及以上人口占 13.53% 的比例，意味着我国在"十四五"期间将快速进入中度老龄社会。仅 20 余年时间，我国老年人口规模已经翻番，老年人口比重从刚刚进入人口老龄化社会到即将跨入老龄社会。而且我国老年人口规模将持续增长，预计 2035 年和 2050 年时 60 岁及以上老年人口规模分别达到 4.12 亿人和 4.80 亿人，老年人口比重在 2035 年时将达到 30% 左右，到 2050 年时则会在 38% 上下；到 2057 年，老龄人口可能达到峰值。时间越往后,高龄老年人口增长越快,2020—2030 年将以 60～79 岁的低龄老年人口增长为主,2031—2050 年,80 岁及以上高龄老年人口的增长将更快。越到高龄,健康伤害和功能损失的概率越大,养老的压力也越大。快速深化的老龄化将对经济运行全领域、社会建设各环节、社会文化多方面产生深远影响,尤其中国的老龄化加速进程与经济新常态同步,如何在经济下行背景下积极应对汹涌而至的"银发浪潮",是我国发展面临的重大挑战。

三、中国老年健康与养老照护

人口老龄化的重大挑战之一是由老年健康所带来的系列问题。随着老龄人口预期寿命的增长,罹患疾病和生理机能出现问题的人口比例开始增加。有学者利用 2002—2014 年中国老年人健康长寿影响因素跟踪调查数据预测,随着人口老龄化的加深和老年人口规模的增加,未来失能老年人口规模将不断扩大,65 岁及以上失能老年人口将由 2020 年的 1 867 万左右上升至 2050 年的 5 205 万左右,失能老年人口占老年人口总数的比重也将持续上升,2050 年将达到 13.68%(王金营,李天然,2020)。国务院发展研究中心的测算数据(2019)表明,2020 年中国失能、半失能老年人口将达到 4 809 万,2050 年将上升至 1.2 亿。该中心还预测,受老年人年龄结构的影响,失能老年人的增速快于半失能老人。另据国家卫健委 2018 年的《全国老年人健康普查》发现,中国老年健康存在几个特点:一是身体健康的老年人数量较少,而患慢性病的老年人数量多达 82%;二是同时患有一种及以上慢性病的老年人比例高达 75%;三是老年人的自我健康管理意识较差,大多数老年人缺乏文化知识,观念陈旧,加上经济不富裕等因素,缺乏相应的健康管理知识。以上特点既反映了我国老年人在现阶段及可见的未来的健康状况需要得到重视,也意味着老年养老照护体系面临迫切和艰巨的挑战。

养老照护面临巨大挑战的同时,中国传统家庭照料功能却在弱化。中国传统的"养儿防老"观念表明,家庭照料是中国养老的重要模式;大量研究也表明,家庭照料能显著提升老年人的生活满意度,在很大程度上改善了老年人的健康状况。然而第七次全国人口普查数据显示,中国 2020 年户均人口数为 2.62,而 2010 年的户均人口数为 3.10。中国人口结构的变化加快了家庭户的变动,并引发了诸多不确定性,包括家庭规模小型化与结构简化、家庭人口老龄化及相应的居住模式变化，以及非传统类型家庭的大量涌现。小型化、核心化和空巢化成为现代中国家庭规模结构的主要特征，家庭养老育幼、疾病照料、精神慰藉等能力弱化，抵御风险能力持续走低，家庭发展以及社会稳定的隐患不断积聚。规模庞大的养老照料需求和日渐式微的传统家庭照料，两相叠加使社会养老负担日益加重，也给未来社会保障体系和公共卫生服务体系带来巨大压力。

四、疾病转变与健康模式

在人类预期寿命获得延长的时代，人类疾病类型的流行病学转变同步来临，人类平均预期寿命延长的最大威胁已经从传染性疾病转移到衰老导致的退行性和人为疾病，慢性退行性疾病将随着人类生活方式更加健康、医疗技术创新加快、最终死亡年龄的延长与高龄老人共存，带病生存成为长寿时代的普遍现象。实际上全球发展趋势表明："人们寿命延长的同时，带病期也延长，且健康状况出现显著恶化。"（Doblhammer，Kytir，2001）越是长寿，带病生存期越长。此时人们真正认识到，健康可以导致长寿，但长寿不一定就健康，健康和长寿经常是不同步，甚至是不一致的（Shadbolt，1997；乔晓春，2009）。由于长寿并不等于健康，那么继续单纯用人口预期寿命指标，或用长寿指标来反映健康，就是不合适的，在测量生命长度（数量）的同时，还要有一个能够测量生命质量或健康状况的指标。同时，由于这两个指标密切关联，因此用两个独立的指标来反映人口健康状况是不合适的，而必须找到一个能将人群的寿命和健康整合到一起的测量工具，这样与人口预期寿命相结合的健康预期寿命（以下简称健康寿命）指标应运而生。该指标可以测量人们功能的完好状态和健康状况，并能够从群体上客观反映人口的健康状况和健康水平。

事实上，世界卫生组织（WHO）在1997年《世界卫生报告》的引言中就明确强调："我们必须意识到单纯寿命的增加不是生命质量的提高，这是没有价值的。"在世界卫生组织雅加达宣言中也进一步强调："我们的最终目的是提高人口的健康寿命，缩小国家或各组织间人口健康寿命的差距。"为此，世界卫生组织早在20世纪末已经开始用"健康寿命"这一指标，而不再单纯用"平均寿命"指标来反映各国人口的健康状况。同时，依据健康寿命与寿命的占比关系形成三种不同的健康模式：不健康寿命占比不断扩大的残障期扩张模式、不健康寿命占比不断减少的残障压缩模式及二者同步平行发展的动态均衡模式（Kingston, Comas, Jagger, et al., 2018a; Kingston, Robinson, Booth, et al., 2018b; Bochen, 2016）。健康预期寿命和健康模式已经成为包括预期寿命在内的反映一个国家或地区健康状况的监测指标。

第二节　研究问题及意义

一、研究问题

少子老龄化作为新人口国情将与我国实现第二个百年奋斗目标紧紧相随，与当今世界百年未有之大变局紧密相连。面对滚滚而来的"银发浪潮"，党中央审时度势，在十九届五中全会通过的"十四五"规划中提出"实施积极应对人口老龄化国家战略"。实施积极应对人口老龄化国家战略是党中央全面把握我国人口发展大趋势和老龄化规律做出的重大决策部署，关系中华民族伟大复兴战略全局，同时《国家积极应对人口老龄化中长期规划》指出，"人口老龄化对经济运行全领域、社会建设各环节、社会文化多方面乃至国家综合实力和国际竞争力，都具有深远影响，挑战与机遇并存"。战略措施的推动落实和积极应对需要未雨绸缪和有的放矢，需要对老龄化或人口结构转变后可能存在的问题和发展困境进行前瞻性的预判，从而为精深、精准、精细的政策实施提供理论或数据支持，这是本书的初衷和目的。以此为核心，本书的研究包括现实问题和方法问题。

（一）现实问题

积极应对人口老龄化战略首先要面对的是老年健康状况，那么中国老年健康状况如何，存在什么样的变化规律，如果用健康寿命和健康模式指标来反映，将呈现什么样的方式？实际上，自世界卫生组织提出"健康寿命比寿命更重要"之后，健康寿命受到越来越多的关注，甚至成为重要的、常规性的人口健康监测指标。迄今为止，大多数国家（地区）已掌握了本国（地区）健康寿命等基础数据（Jagger, Robine, 2011），并形成本国（地区）的健康模式，因此，中国老年健康模式的判断成为本书最主要的研究问题。与此相关，探讨中国老年失能人口规模预测、长期照护成本估计、老年健康与区域差异、老年健康与收入关系、预期寿命与社会福利、老龄化与老龄事业等问题为积极应对人口老龄化战略的实施提供理论与数据支持。

（二）方法问题

以上现实问题的回应需要结合数据和模型进行论证。由于中国老年健康数据并不丰富或者跨度不长，以及有些模型本身算法比较复杂，现有相关研究比较欠缺或者存在诸多假设，所以放松研究假设，提高估计或预测精度无疑是重要的。本书试图解决的问题包括：老年健康变化规律的量化，即如何在考虑健康状况可以转移的现实基础上构建动态健康转移概率矩阵；老人剩余寿命和剩余健康寿命的估计，即如何结合调查数据形成一套计算寿命和健康寿命的流程；寿命及健康寿命的预测，即在现有调查纵贯数据序列比较短的情况下如何进行预测；需要长期护理的失能人口规模及长期照护的成本如何进行估计和预测；老年健康存在的区域差异如何进行测度和分解；收入和健康存在怎样的关系，收入影响健康的机制怎样进行论证；寿命越长越好吗，如何衡量寿命和福利效用的关系；老龄事业的发展能否与老龄化程度和经济发展水平相匹配，是否存在超阈或堕距等。

二、研究意义

本书试图探寻这些问题的答案，具有两方面的意义。一是在理论方法上，丰富或补充与老年健康问题或长寿的宏观效应问题相关的研究文献，尤其是结合现有老年健康调查数据的特征，在老年健康变化轨迹信息缺乏而基础健康数据不很丰富且观察序列不长情况下的相关问题的估计和预测。二是在现实意义上，应对人口老龄化国家战略将中期目标定位在 2035 年、长期目标定位在 2050 年，从现在开始到 2050 年只有 30 年的时间，应对人口老龄化中长期规划的落脚点应该放到老年人身上，目标是解决好老年人的养老问题，并围绕这一目标制定相应的体制和机制，构建养老服务体系并制定规划。然而，制定规划的起点应该是了解和掌握现在到未来老年人的养老需求，而养老需求预测的逻辑起点是本书所研究的老年健康问题，同时本书也为诸如退休年龄设计（Ai, Brockett, Gdden, et al., 2017）、养老成本预测（Attias, Arrezzo, Varga, 2016；Stevens, 2016）及养老金融和保险产品设计（Shao, Hanewald, Sherris, et al., 2015）、卫生系统的规划等提供数据基础。

第三节　研究内容和结构框架

一、研究内容

本书围绕"积极应对人口老龄化国家战略"实施提供理论和数据支持为目的，主要研究内容包括基础篇、应用篇、拓展篇和专题篇，具体包括以下几个部分。

（一）老年健康研究基础

老年健康概念的界定和相关理论基础的陈述是老年健康研究的基础，也是本书的研究框架，在此基础上引出与老年健康研究相关的理论和现实议题，本书的内容将围绕其中的几个议题展开。

（二）老年健康变化规律研究

老年健康变化规律既是研究的目的，又是与老龄化相关问题的数据基础，本书关注老人在老化过程中健康状态的变化问题，在对既往研究方法总结和评述的基础上，结合现有老年健康调查数据库，提出理论上更优、计算上可行且更符合实际的模型和方法，基于此分年龄和性别计算老年健康转移概率。

（三）老人寿命和健康寿命估计

长寿时代健康成为迫切需求，长寿是否健康的讨论事关未来养老负担的轻重，这一问题需要通过健康寿命在剩余寿命中的占比来回应，那么剩余寿命尤其是健康寿命如何测算、在现有研究基础上如何提高精度是该部分的方法问题。同时，回应中国的老年健康模式是否和经济文化、资源禀赋等一样具有明显的地域特征、老年健康是否越变越好的问题。

（四）老人寿命和健康寿命预测

自从健康寿命作为健康状况的动态监测指标以来，大多数国家或地区制定了老年健康寿命的规划目标，但囿于中国老年健康数据序列受限的问题，相关的研究比较缺乏，该部分内容重点研究有限数据下如何进行预测，尤其是能够构造预测值置信区间的明晰表达式，并在此基础上结合中国老年健康数据对中国老年健康寿命进行预测。

（五）失能人口预测及照护成本估计

失能人口预测及照护成本估计作为政策制定者筹划所需医疗服务和护理服务的数理基础和老年护理保障制度建设的基础数据，对估计结果的可靠度及精度具有较高要求。针对现有预测方法存在的诸多假设或简化计算，该部分重点在于方法的改进，并结合中国老年健康数据预测未来失能人口规模，同时估计长期照护保险费率，为正在试行的长期护理保险制度提供精算基础或可对比方案。

（六）老年健康与区域差异

人口健康既受经济文化的影响，又受区域地理环境的影响，是人地关系地域系统运行状态的显示器之一。我国是一个区域发展不平衡的大国，不同地区的健康差异问题日益凸显，尽管健康地理格局的形成具有内生性，但改善健康公平实现地区等值发展是"健康中国"社会公正公平的重要指标之一。因此，探讨中国老年群体的健康差异问题，分析差异来源、变化及形成机制，以期使公共健康干预政策的制定更具针对性。

（七）老年健康与收入水平

健康被认为是人的基本权利之一，人人享有健康的战略目标不仅指良好的健康水平，还包括人群间的健康公平。众多健康公平或健康差异的相关研究中，收入与健康的关系一直是关注的重点，研究者们从不同学科和理论范式切入并形成了富人相对更健康的共识，但对收入如何影响健康的讨论存在诸多差异，实际上收入对健康的影响表现为绝对收入和相对收入两种收入效应的叠加，只有良好的效应分解才能做到准确判断和识别。该部分以此为目标展开讨论，通过实证研究形成中国关于收入和健康关系的答案。

（八）老年健康与福利效用

20世纪后半叶最显著的特征是几乎所有国家的人口的预期寿命提高。尽管通常认为预期寿命延长是人类共同追求，但这一目标是否与经济理论相一致，尤其基于健康支出的预期寿命（内生预期寿命）延长是否必然有利于社会福利增加？预期寿命延长意味着国民收入分配格局以及经济资源配置格局的改变，必然对经济增长和社会福利产生深刻影响，且这种深刻的影响随着人口老龄化程度的加深而逐渐显露。因此，探讨预期寿命的宏观影响效应是确保老龄化、高龄化背景下的经济增长和社会福利,也是世界各国政府面临的重要问题。

(九) 老龄化、老龄事业和经济水平

老龄事业作为应对人口老龄化的综合性社会公共服务工程,老龄事业的发展既要满足养老为老服务需求,也要与经济社会发展水平相匹配,坚持尽力而为、量力而行,做到因地制宜、科学精准施策,既要随着经济社会发展水平的提高不断增强社会保障能力,又要充分考虑发展的阶段性特征和财政承受能力,合理引导社会预期,将提高福利水平建立在经济和财力可持续增长的基础上。该部分引入匹配度和耦合协调理论,基于省域层面探讨老龄事业发展与老龄化及经济水平的匹配度和协调度。

(十) 全书总结

对全书进行总结,并在此基础上对未来的老龄化应对进行展望。

二、结构框架

根据研究问题及思路,本书的技术路线如图 1.1 所示。

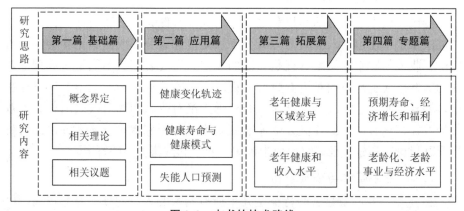

图 1.1　本书的技术路线

第二章
相关概念及理论

第一节　人口老龄化及应对思路演进

一、人口老龄化概念界定

人口老龄化是指老龄人口在总人口中所占比例不断上升的动态发展趋势。根据 1956 年联合国《人口老龄化及其社会经济后果》确定的划分标准，当一个国家或地区 65 岁及以上老年人口数量占总人口比例超过 7% 但低于 14%，或 60 岁及以上人口超过 10%，则意味着这个国家或地区进入轻度老龄化；65 岁及以上老龄人口占比超过 14% 但低于 20% 的为中度老龄化；65 岁及以上老龄人口占比超过 20% 但低于 40% 的为重度老龄化；65 岁及以上老龄人口占比超过 40% 的则为超重度老龄化（易鹏，梁春晓，2019）。数据表明，世界正在快速地变老。联合国人口司《世界人口展望 2019》显示，2019 年世界人口平均预期寿命已达到 72.6 岁，比 1990 年提升 8.4 岁，预计 2050 年全球平均预期寿命有望达到 77.1 岁。1990 年全球 65 岁及以上老人约占总人口的 6.2%，2019 年这一数字上升到 9.1%，预计 2050 年将达到 15.9%。与此同时，80 岁以上高龄人口的增速会超过低龄老人。1990 年全球 80 岁以上人口只有 5 400 万，2019 年已达 1.43 亿，预计 2050 年将达到 4.26 亿。同时，联合国数据还显示，在过去的几十年里，全球各国几乎都在经历生育率的下降，总和生育率已从 1990 年的 3.2 降至 2019 年的 2.5，到 2050 年将可能降至 2.2 的水平。这导致全球出生人口增速变得非常缓慢，预计到 2045 年后，全球出生人口数量将开始逐年下降。根据联合国人口司中等假设水平预测，全球人口规模可能在 2100 年前后到达顶峰并开始回落，也有一部分人口学家认为，2050 年就有可能迎来人口拐点（布里克，伊比特森，2019）。

二、应对人口老龄化进程

面对日益加剧的人口老龄化进程，积极老龄化是成功老龄化、生产性老龄化、健康老龄化等老龄化范式发展的延续与提升。积极老龄化的首次提出可以追溯到 1997 年在丹佛召开的西方七国首脑会议，与会代表讨论了如何消除阻碍劳动力参与的因素，降低非全日制就业的障碍。1999 年欧洲联盟以解决欧洲严重的人口老龄化为目的召开了以"积极老龄化"为核心主题的国际会议。2002 年 1 月，WHO 健康发展中心正式出版发行《积极老龄化：从论证到行动》一书。2002 年 4 月，WHO 在联合国第二届世界老龄大会上提交了"积极老龄化"书面建议书，随后发布了《积极老龄化：政策框架》报告，明确提出"积极老龄化"要为老年人提供最佳机会来促进其健康、参与与保障的实现。该大会报告还指出，积极老龄化若想避免空为一个口号，则需与国家政策结合起来，关键涉及养老金、就业、医疗和社会保障以及公民身份五个领域。

人口老龄化是关系经济社会长远发展的战略问题。近年来，我们党高度重视应对人口老龄化工作。1999 年，我国 60 岁以上老年人口占总人口的 10%，正式进入老龄化社会。20 多年来，我们对人口老龄化的认识经历了一个逐步深化的过程。党的十五届五中全会强调，重视人口老龄化趋势，努力解决老龄人口社会保障和精神文化生活问题。十六届五中全会要求，认真研究制定应对人口老龄化的政策措施。党的十七大报告强调，坚持计划生育基本国策，稳定低生育水平，提高出生人口素质。由于老龄化速度持续加快，从十七届五中全会开始，我们党连续在全国党员代表大会和中央全会上强调"积极应对人口老龄化"。十八届三中全会对生育政策进行重大调整，明确提出"启动实施一方是独生子女的夫妇可生育两个孩子的政策"，这标志着"单独二孩"政策正式实施。然而，"单独二孩"申请人数远远低于预期，效果并不明显。为此，十八届五中全会要求"全面实施一对夫妇可生育两个孩子政策"。但是，一方面由于育龄人群生育观念发生了巨大转变，另一方面基于生养育的现实压力，人们生育二孩的热情同预期差距较大，我国每年新出生人口呈现下滑趋势，十九大、十九届四中全会都要求积极应对人口老龄化。2019 年 11 月，中共中央、国务院印发《国家积极应对人口老龄化中长期规划》。2020 年 10 月，十九届五中全会提出"实施积极应对人口老龄化国家战略"，这是首次将积极应对人口老龄化上升到国家战略层面，将对我国"十四五"时期的经济社会发展乃至全面建设社会主义现代化国家进程产生重大而深远的影响。

第二节　人口年龄结构转变理论

人类进入 18 世纪中叶，尤其是工业革命以后，期望寿命开始前所未有地增长，长期以来相对恒定的人口年龄结构发生深刻改变，这引起了学者的极大兴趣和理论思考（迪顿，2014）。人口转变的状况与趋势对国家经济发展具有显著的影响，要么是正面的，要么是负面的，相关理论分别揭示在相继发生的不同经济发展阶段以及在很大程度上与之重叠的人口转变阶段上的经济增长源泉与制约因素。

第一类理论为马尔萨斯主义学派的理论。近代人口问题研究的先驱马尔萨斯在其人口理论中阐述了农业社会中资源对人口增长的限制作用，强调控制人口的必要性，后衍生出马尔萨斯学派。马尔萨斯假设人口是以几何级数增长，而食物生产仅能以算术级数增长，最终只能依靠饥馑、战争、疾病或政策干预等方式抑制人口增长。基于这一理论，后来的发展经济学家把不发达状况看作一种恶性循环或贫困陷阱。在人口增长超过其他生产要素增长的情况下，生产率、产出和收入都十分低下，经济增长的结果不足以保障全部人口在最低生存水平的生计，也不足以支撑简单再生产必要水平的储蓄。因此，这种人口与发展的关系导致国家陷入一种低水平均衡状况（梅多斯·德内拉，兰德斯，梅多斯·丹尼斯，2019），也称为贫困陷阱理论。

第二类理论是出现于 20 世纪 90 年代的人口红利理论。特定的人口年龄结构和丰富的劳动力可以转化为经济增长的额外源泉，即产生人口红利（Bloom，Canning，Graham，2003）。也就是说，劳动年龄人口相对于非劳动年龄人口的更快增长导致人口抚养比下降，这对于劳动力供给、资本回报率和全要素生产率的提高至关重要，因而形成更高的 GDP 潜在增长率（Maestas，Mullen，Powell，2016）。作为这一理论的一种补充，二元经济发展理论把现代经济部门吸纳农业剩余劳动力的过程看作劳动力无限供给条件下的一种独特的经济发展路径（Lee，Mason，2006）。由于劳动力无限供给是劳动年龄人口更快增长的结果，并且这一特征很好地刻画了发展中经济体的生产要素禀赋，因此，这两种理论假说在解释后起国家的赶超潜力时具有相互补充的意义。

第三类理论密切关注老龄人口增长问题，并提出人口衰竭的预期和长期停滞理论。20 世纪末至今，全球各国相继迈入老龄人口快速增长阶段且各国缺乏有效应对方案，有关人口结构老龄化、人口规模衰减的分析研究开始大量兴起。多国学者指出，人口老龄化及人口负增长会导致经济增长持续低于潜在增长率，提出长期停滞理论。凯恩斯（1978）虽然承认马尔萨斯关于人口过度增长抑制生活水平提高的结论，但他同时警告，停滞的人口增长也可能导致经济衰退的灾难性后果。遵循相同的思想脉络，汉森（2004）最早使用"长期停滞"这个用语表述停滞的人口增长可能带来的经济后果。萨默斯指出，至少从 2008—2009 年全球金融危机之后，由美国主导的世界经济就陷入长期停滞，表现为低长期利率、低通货膨胀率和低经济增长率。

20 世纪 90 年代起，"积极老龄化"引起了广泛探讨。联合国及世界卫生组织等国际组织开始倡导"健康老龄化"，后又提出"积极老龄化"概念，人们意识到应多角度地看待老龄人口增长现象，研究领域逐渐多样化、细分化。老龄人口增长开始被看作科技、医疗、健康护理、公共卫生等多方面的进步，人们普遍认为该问题"机遇与挑战并存"。在过去 40 余年经历世界上最快的人口转变和经济发展的过程中，中国先后跨越了不同的经济发展和人口转变阶段，目前正在应对老年人口增多、劳动年龄人口减少和经济增长减速的挑战（陈东升，2020；蔡昉，2020）。

第三节　健康概念及健康模式理论

一、健康概念界定

健康程度作为人口质量评价的一个维度（曾毅，沈可，2010），平均预期寿命和健康预期寿命成为两个重要指标。寿命指标以生存或死亡作为界定标准无可争议，而健康寿命的测度要取决于健康标准的界定。根据世界卫生组织的定义，健康是一个多维指标，是指一种身体、精神和社会的完全安宁状态，而不仅仅是没有疾病和体质虚弱的状态，"健康老龄化"也包括了内在能力、功能能力和主观幸福感三个维度；健康老龄化是老年人发展和维持功能性能力并提升主观幸福感的过程（Beard, et al., 2016；姜向群，魏蒙，张文娟，2015）。因此，在对健康进行评价时首先要对健康的概念进行界定。目前常用健康指标包括以下几个。

日常生活活动能力（ADLs）和工具性日常生活行动能力（IADLs）指标
ADLs 主要包括吃饭、洗澡、穿衣、如厕、控制排便、室内活动 6 项基本生活能力，一般根据行动能力是否具有依赖性而分别赋值为 0 和 1（Millán et al., 2010；Kempen, Suurmeijer, 1990），计算 ADL 得分，取值范围为 0～6，分数越高意味着日常活动能力越差。IADLs 的界定则相对复杂一些，包括打电话、做家务、购物等行为（Ormel et al., 2002）。同样参照此法，一般选择 8 项生活能力进行打分：独自到邻居家串门，独自外出买东西，独自做饭，洗衣服，连续走 1 000 米路，提起 5 千克重物，连续蹲起三次，独自乘坐交通工具。如果某一项无法完成，该项目就会得 1 分，反之为 0 分，计算 IADLs 得分并依此进行评价。

自评健康　相对于 ADLs 和 IADLs 两项指标的客观性，自评健康属于主观性测量指标（Fayers, Sprangers, 2002；陆杰华，2017）。顾名思义，即受访者基于自己的身体综合健康状态，自己衡量和评估并给出一定的分数。通常，自评健康的衡量标准有很差、差、一般、好、很好五个维度，受访者根据个人感知进行打分，分值一般在 0～4 之间，分别对应很差、差、一般、好、很好。自评健康是受访者身体状况的综合体现，相对来说包含更多信息，但指标的主观性同样不容忽视。

心理健康　心理健康方面主要讨论心理健康的行为、表征，精神障碍及其条件（Katz et al., 1963；Kessler, Ustün, 2004），精神疾患的污名化（Pinto, Melissa, Cynthia, 2009）等。根据现有文献，心理健康水平是一个基于 7 个指标值的综合变量，其中包括 4 个积极指标和 3 个消极指标，积极指标包括老人的乐观程度、责任心、自我掌控能力、对变老的积极看法，消极指标包括老年人的神经敏感程度、孤独感、能力丧失感。为了保持测量方向的同一性，通常将这些消极指标转化为对应的正向得分。因此，指标各自的取值范围分别是 0～4，指标加总得出其值域为 0～28。

认知能力　简明智力量表（Mini - Mental State Examination, MMSE）通常用于衡量老年人的认知能力，尤其是患某些特定疾病，如中风的老年人。量表通常包含一般能力、反应能力、记忆力、语言能力等几个部分，并通过一定形式的转换和加总得出评估分数（Escobar，Burnam，1986）。认知能力问卷一般包含以下几个方面，并设置总分为30分：一般能力，最高10分；反应能力，最高3分；注意力及计算能力，最高5分；回忆能力，最高3分；语言、理解与自我协调能力，最高9分。得分越高认知能力越强，通常将18分左右作为是否具备认知能力的界定标准。

虚弱指数　以上指标大多从单一维度来衡量老年健康状况，为综合反映老年人的健康与老化状况，老年学和人口学研究日益使用一个传统上用于研究个体在疾病和死亡方面易感性的虚弱概念，并基于一系列指标构建出虚弱指数（Frailty Index）来测量老年人的虚弱程度，反映其存在的健康风险。虚弱指数通常是一个具有多面性的指标，一般而言，虚弱指数包含生理、心理、社会、精神等多重要素，例如生理上的重量减轻、平衡性变弱、步速和步幅降低等、营养不良及其影响以及认知和心理因素、社会经济因素（如教育和收入）与精神因素，等等。不同研究中，对虚弱指数的界定方式和计算方式略有不同，但基本涵盖了上述的几个方面（王伟进，陆杰华，2015）。虚弱指数近年来在病理学、医学、老年学和人口学研究中越来越受到关注，在国际上被广泛应用于研究老年人的健康和虚弱变化速度，以刻画老化引起的虚弱程度的动态过程。国内学术界以虚弱指数作为个体虚弱程度测量指标探究个体虚弱变化轨迹的研究还很不充分，仍处于起步阶段（曾宪新，2010；巫锡炜，刘慧，2019）。

二、健康模式理论

新兴药物的不断创新、先进医疗技术的普及应用和进步，使得心脑血管疾病、癌症、糖尿病、艾滋病等疾病逐渐从致死性的疾病杀手变成可控制的慢性疾病，人类的预期寿命得到持续延长，在过去半个多世纪里，主要发达国家都保持了每10年增长2~3岁的趋势（陈东升，2020）。从全球范围看，1950年以来人口预期寿命显著提升。1950—2017年全球男性预期寿命从48.1岁增至70.5岁，女性从52.9岁增至75.6岁（Dicker，Nguyen，Abate et al.，2018）。毫无疑问，人类的预期寿命还将保持稳步的增长，有预测研究指出，到2040年全球男性和女性的预期寿命都将提升4.4岁，届时日本、新加坡、西班牙、瑞士等国人口预期寿命有望超过85岁，另有59个国家也将超过80岁（Foreman et al.，2018）。需要注意的是，关于增加的寿命是健康寿命还是不健康寿命的讨论形成了病态状态压缩、病态状态扩展和动态平衡三种假设，也各自取得了相应的论证（陆杰华，郭冉，2019；范宇新，陈鹤，郭帅，2019）。支持病态状态压缩的假设认为，健康状况相对较差的老年人会随着年龄增大而先行淘汰，存活下来的都是健康程度较好的个体。这种选择会伴随个体进入样本框而得到强化，亦即选择性生存（李婷等，2011；Fries，1980）。病态状态扩展假设则认为，伴随医疗条件和生活水平的提高，生存时间会更久，以往可能被淘汰的个体可以借助这个条件获得更长时间的存活（Cutler et al.，2013；Crimmins et al.，2011；Fries，1980）。因此，在控制年龄因素之后，即在相同年纪，较年轻队列老年人的健康状况要差于较年长队列的老年人。动态平衡假设则是上述两个假说的折中，认为医疗干预措施或者健康生活方式可能延缓疾病发生，造成严重疾病和残疾的生存时间保持不变（范宇新，陈鹤，郭帅，2019）。

第四节　老年健康研究视角及研究议题

一、生命历程理论视角

老年健康不仅是老年时期处境造成的结果，而且是从胚胎开始的不同人生阶段上健康潜力不断积累的结果。因此，从生命历程视角来分析老年健康问题引起广泛关注。生命历程理论由生命周期理论和生活史理论发展而来，20世纪60年代美国社会学家Elder将毕生发展理论引入生命历程概念，重新阐释了年龄的社会含义，形成了生命历程的理论框架。

生命历程理论作为社会科学的一个分析范式，关注个体生活、结构和社会变化的相互作用，以年龄为时间单位，将生命时间按照年龄层级的时序，把生命历程划分为早期（通常是童年期）、成年期和老年期。生命历程理论强调早期因素的影响，将未来的结果追溯到生命历程的"上游"影响因素。在生命历程的成年期阶段，由于个体的发展轨迹不同，对未来结果也会产生重要的影响。近年来，越来越多的研究认为，人类健康是终生发展的过程，一方面认为老年健康状况部分取决于童年时期的生物学和社会因素，另一方面也认为个体的健康发展轨迹是在一定的历史背景和社会制度所提供限制和机会下的个体能动性的结果（Corna，2013；Mayer，2009；郑作彧，胡珊，

2018）。大量实证研究也证实该视角可以应用到个体层面追踪数据的研究中，且具有优越性（Dannefer，1987）。研究结果表明，童年时期的家庭社会经济地位与晚年健康状况有着直接或者间接的关联，童年时期家庭社会经济地位处于劣势的群体老年之后健康状况相对较差，其健康恶化的速率也相对较高（Braveman，Barclay，2009；Ferraro，Schafer Wilkinson，2016；Ploubidis et al.，2014）。

二、生命历程对老年健康的影响路径

关于生命历程对老年健康的影响路径，以往研究认为主要有以下四个方面：（1）家庭社会经济地位影响暴露于急性和慢性压力源的程度（Pearlin et al.，2005）。童年时期的多重生活压力可能会导致生理上短期内不易察觉的破坏或损坏，而这可能具有终身的影响，为成年之后的相关疾病奠定基础（Shonkoff et al.，2012）。（2）童年时期的营养状况和早期发育相关（Cohen et al.，2010）。童年时期营养和发育情况对当时的健康和未来的健康都会产生显著影响（Shonkoff et al.，2018）。（3）家庭社会经济地位也会对与健康有关的行为和生活方式产生影响。通过早期的社会化过程，处于不同阶层地位的家庭把他们的生活方式传递给孩子（Abel，Frohlich，2012），这种内化了的生活方式对未来健康可能具有持久的影响（Cockerham，2005）。（4）童年时期的家庭社会经济地位直接影响童年健康。处于不同社会阶层的家庭的生活环境以及用于避免健康风险和保护健康的资源有显著差异（Sharkey，Faber，2014），导致不同家庭背景的孩子在童年健康水平上就已经出现了不平等，而童年健康又被认为与老年健康具有重要的关联（Hayward，Gorman，2004）。

三、生命历程对老年健康影响的变化趋势

生命历程对健康的影响会发生怎样的变化，以及通过什么机制进一步造成了晚年的健康不平等？经验研究表明，随着年龄的增加，早期不平等产生的影响有不断增强的趋势，即不同社会经济地位群体之间的健康差距随着年龄增加而扩大（焦开山，包智明，2020；Chen，Yang，Liu，2010），不同教育背景群体的健康差距随着年龄的增长而增加。这一结论在对其他发达国家的一些相关研究中也得到了证实（Leopold，2016），并主要用累积优势或劣势理论来进行解释（Dannefer，1987）。一方面，童年时期在社会经济地位和健

康状况上的优势会不断带来资源和机会，从而进一步增强优势，即所谓优势累积；另一方面，如果童年时期在社会经济地位和健康状况上处于不利地位，之后可能会面临一系列的健康风险，在社会地位获得上也可能面临障碍，从而导致进一步的劣势，即所谓的劣势累积（DiPrete，Eirich，2006）。随着优势或劣势的逐渐累积，这种在生命早期产生的不平等影响随着生命历程推进而不断增加。这种累积优势或劣势的过程，其背后的因素既包括微观上的社会心理因素，也包括宏观上的社会选择过程，是一个社会的制度安排和个体行动在不同时间上交互作用的结果。不过，豪斯等的研究表明，到了生命后期，不同社会经济地位群体在健康风险因素暴露水平上的差异会减少，因而健康不平等程度会减弱（House et al.，1994）。也有研究发现，不同教育背景群体在健康状况上的差异在生命早期和中期是最大的，而到了老年时期会变小（Herd，2006）。一项有关中国的研究发现，在女性群体中因为教育和收入导致的健康不平等程度随年龄的增长而缩小，而在男性群体中的健康不平等程度并不随年龄的增长而改变（郑莉，曾旭晖，2016）。这些研究表明，在一个完全的生命历程（从出生到死亡）上，生命早期的社会经济因素和行为特征的影响并不一定一直持续存在，其影响程度也有可能会发生变化。与累积优势理论相比，费拉罗等提出的累积不平等理论（Cumulative Inequality Theory）特别强调了生命历程中风险和资源的结合，该理论认为，虽然童年时期的劣势会增加成年时期风险暴露的可能性，但是成年时期可获得的资源则有助于个体应对这些风险。因此，生命轨迹并不一定是一个稳定的、单一的过程，我们应该看到多种可能性的问题（O'Rand，Henretta，2018）。

四、老年健康的研究议题

1990 年世界卫生组织明确了老年健康的研究必须基于自身固有生物和社会双重属性，老年健康研究范式同样应包含两个层面：一是老年健康涉及个体在细胞或生物酶层面与衰老相关的一系列自然变化（陆杰华，2018；朱荟，陆杰华，2020）；二是老年健康是国家/社会人口素质的重要组成要素，不仅自身受到宏观社会因素的深刻影响，其发展状况也会直接影响到社会、经济、资源、环境与人的可持续发展。既往研究表明，个体健康仅有 25% 左右与遗传等生物学因素有关，更主要受社会经济环境、行为方式与自然环境等非生物学因素及各种因素之间交互作用的影响（曾毅，2012）。因此，必须经由自然科学和社会科学通力合作，才能科学、全面、深刻地理解老年健康的作用机制（陆杰华，刘芹，2019）。结合老年健康的双重属性，梳理和展望老年健康研究的核心议题，主要集中但不限于以下几个方面：首先，进行老年健康变化规律的量化研究，准确把握中国老年人健康变化规律，科学合理地估计和预测中国老年人剩余寿命和健康寿命，把握中国老年健康变化模式和区域特征；其次，评估和预测中国失能老人人口规模及长期照护需求成本，同时为长期照护保险定价提供参考；再次，关注老年健康公平，讨论不同区域和不同收入群体老年健康差异及影响机制；最后，关注老龄事业的发展与老龄化程度和经济发展水平的匹配度，既要实现老有所养、老有所依、老有所乐、老有所安，努力增进人民福祉，又要充分考虑发展的阶段性特征和财政承受能力，坚持尽力而为、量力而行，做到因地制宜、科学精准施策。

本章作为后续章节的铺垫，从人口老龄化进程和老龄化应对思路的演进，到积极应对老龄化面对的基础问题——老年健康，进而阐述关于健康的概念界定、研究视角、研究理论，结合老年健康的生物和社会双重属性，梳理并展望老年健康研究的核心议题。本书将在此理论框架下，就其中的几个议题展开研究。

第二篇　应用篇

第三章
中国老年健康变化轨迹

导读：老年健康变化轨迹是指老人健康状况随年龄增长而变化的规律。由于初始健康状况不同或健康存量不同的老人的健康变化轨迹存在差异，本章及后续相关章节将分状态进行研究，变化轨迹将通过健康状态转移概率矩阵进行量化。健康状态转移概率，即健康从一种状态转移到另一状态的可能性；由不同状态间相互转移概率，形成了转移概率矩阵。健康转移概率矩阵，无论是研究老年健康变化本身，还是研究与老年健康相关的其他议题，诸如失能人口的预测、健康寿命预估或养老经济压力的预测等均是相关研究的数据基础。本章首先对目前健康转移概率的估计方法进行对比和分析，在此基础上放松研究假设，提出理论上更具优越性、实践上更具可行性的估计方法，并结合中国老年健康影响因素跟踪调查（CLHLS）数据构建分性别、年龄段的健康转移概率矩阵。

第一节　健康转移概率矩阵构建方法

健康状态转移概率矩阵构建首先要确定状态，本章在不失一般性和模型简洁性的前提下构建四种状态模型，即根据状态界定标准，按健康状态依次分为四类，并编码为状态1、状态2、状态3和状态4，其中，假定状态4为死亡状态，那么状态1、2、3属于转移状态，即可互为转换；状态4为吸收状态，即状态1、2、3可转为状态4，但状态4不可转为其他，如图3.1所示。

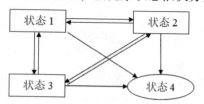

图3.1　健康状态转移图

为表述方便，首先定义以下符号。

S：状态空间为 $\{1, 2, 3, 4\}$，其中 $\{1, 2, 3\}$ 为可转移状态，即状态间可互相转化；4 为吸收状态。

i：起始健康状态，即根据状态界定标准个体所处的健康状态，$i=\{1,2,3\}$。

j：到达健康状态，即根据状态界定标准个体所处的健康状态，$j=\{1,2,3,4\}$。

l_x^i：人数，即年龄 x 处在状态 i 的人数。

$_tl_x^{ij}$：人数，即年龄 x 处在状态 i，年龄 $x+t$ 时健康状态变为 j 的人数。

$_tp_x^{ij}$：转移概率，表示年龄 x 处在状态 i，年龄 $x+t$ 时状态为 j 的概率。

常见的健康转移概率计算方法有如下几种。

一、生命表法

生命表（Life Table）是用来模拟某一群体从出生到死亡的过程，按照年龄别的顺序，系统地记录群体的死亡率或生存率，通常反映一个国家或地区人口生存死亡状况规律的统计表。生命表通常分为特定时间生命表和特定年龄生命表。特定时间生命表（Time - specific Life Table）又称为静态生命表，是根据某一特定的时间对人群年龄分布频率的取样分析而获得，实际反映某一特定时刻的剖面。静态生命表中个体出生于不同年份，假定各个年龄的人群所经历的环境是有变化的，一般适用于年龄结构稳定的世代重叠的群体。特定年龄生命表（Age - specific Life Table）又称为动态生命表，观测人群是同年出生的所有个体，从出生开始观察记录其生存死亡过程，直至全部个体死完为止。特定年龄生命表假定这个群体所经历的环境是没有变化的，适用于世代不重叠生物。我们通常使用的生命表为静态生命表，即把各个年龄的死亡水平当作同时出生的一批人的死亡水平，编制贯穿出生到死亡的生命表。现在人口统计编制生命表主要是根据人口普查数据、1% 抽样调查数据、每年一次的大型统计调查，获得分年龄段、分性别的生存死亡人数。按照行政区划分层，可以编制全国、各省市区、地级市、县级的生命表，也可以编制分年龄段、分性别的生命表。

一个完整的单一状态的生命表显示了一个新生儿假设群的生存模式，假设这个出生群的容量为 l_0，记录了该群体在任何年龄 x 的生存人数 l_x 和死亡人数 d_x，据此我们就可以得到从年龄 x 到年龄 $(x+t)$ 的生存概率及死亡概率，公式分别为：

$$_tp_x = l_{x+t}/l_x$$
$$_td_x = (l_x - l_{x+t})/l_x \tag{3.1}$$

现在编制的生命表多是单一状态生命表，也就是说只显示各年龄的生存人数和死亡人数，因此该生命表能用于考察生存率或预期寿命，但无法用于多个健康状态的研究。

二、多状态生命表法

健康转移概率 $_tp_x^{ij}$ 计算的关键一个是多个健康状态，另一个是长期的追踪信息，当两个都不具备时需要寻找其他替代方案，Sullivan 法和多状态生命表法是常见的两种方法。Sullivan 法采用的是横截面数据，根据健康界定标准，分年龄别考察处于各健康状态上的人数 l_x^i，然后除以这个年龄别的总人数 l_x，以此作为不同健康状态的概率。Sullivan 法最主要的特征是不考虑健康状态的转移，也称为静态估计方法。静态估计方法数据容易获得且计算简单，但因不考虑健康状态的转移，仅适用于粗略估计或短期内的估计。

多状态生命表法考虑健康状态的转移，是人口学的重要方法之一（李强，汤哲，2002）。这一方法需要至少两年的追踪数据，并假定健康状态的变化符合马尔可夫（Markov）过程假设，即某一时段健康状态变化仅受该时段起始时健康状态的影响，而不受这一时段之前健康状态的影响。多状态生命表法通过追踪不同健康状态之间的转换人数 l_x^i 获得健康转移概率。假设多状态生命表信息完整，可跟踪显示 x 处于不同健康状态 i 的人数 l_x^i，那么状态转移概率 $_tp_x^{ij}$ 可表示为：

$$_tp_x^{ij} = l_{x+t}^j/l_x^i \tag{3.2}$$

与 Sullivan 法相比，多状态生命表法利用动态的发生率数据，从而能够更为客观地反映健康状态的变化（乔晓春，2009）。然而现实中存在的问题有二：一是健康信息数据并不完备，通常只能获得一期或几期数据，无法得到长期追踪的纵贯数据；二是所得到的数据通常不是连贯的，大部分间隔三年或五年，而我们需要的是连贯的或间隔越短越好的数据。针对这种情况，又产生了三种计算方法。

（一）基于广义线性模型的转移概率

该方法基于微观数据和人口多元特征建立广义线性模型，如式（3.3）。

我们用 S_{it} 表示老人所处的第 i 种健康状态，对于不同年龄段的老人，期末死亡的概率可以写为：

$$_t p_x^{i4} = G(\beta_0 + \sum_{i=1}^{3} \beta_i S_{it-1} + \beta_3 X) \tag{3.3}$$

其中，$G(\cdot)$ 代表累积概率分布函数，X 表示代表个体特征的向量，如性别、婚否、城乡等。如果我们计算期末为其他状态的概率，公式同式（3.3）类似，只是连接函数的选择不同。通常用二元选择模型来刻画转移至死亡状态概率，用泊松回归模型（Lally, Hatrman, 2016；Hössjer, 2008）、高斯回归模型（Ludkovski, Risk, Zail, 2018）或有序多分类模型（黄枫，吴纯杰，2012；胡宏伟，2015）拟合不同状态之间的转移概率。

基于广义线性模型的健康转移概率估计，形式灵活且能较好地拟合和修匀参数，为转移概率估计提供新的思路。但在应用时存在两个问题：一是模型设定，由于健康变化复杂，模型形式和变量选择具有多样性和主观性；二是模型涉及大量个体层面微观信息，而微观追踪信息通常很难获得，所以该方法常用的处理办法是先计算一期转移概率，然后假设状态保持不变，再通过估计状态持续时间厘定费率，这样一来除了一期转移概率，其他各期概率假设本质上与静态方法没太大差异。

（二）基于 Markov（马尔可夫）过程的转移概率

Markov 过程是指依赖于变动参数 t 的一组随机变量 $\{X(t), t \in T\}$，变动参数 t 所有可以取值的集合 T 称为参数空间，$X(t)$ 的值 S 构成随机过程的状态空间。若已知时刻 t 系统处于某状态条件下，在时刻 $\tau(\tau > t)$ 系统所处的状态与时刻 t 以前所处状态无关，此过程便为 Markov 过程。Markov 过程是由固定数目状态组成、在不同状态间有转移可能且转移概率具有无记忆特性的随机过程，模型因假设合理，易于理解，且具有数理与统计上的明显优势而被广泛应用。

假定 $_t p_x^{ij}$ 满足离散时间 Markov 过程特性，也就是说 $_t p_x^{ij}$ 仅由 x 岁的状态 i 唯一确定，而与 x 岁之前的状态不相关，三状态概率转移模型可看作 T 离散、S 离散的 Markov 过程，T 是年龄集合，S 是三个健康状态，用数学符号表示为：

$$p\{S(x+t) = h_t \mid S(x+t-1) = h_{t-1}, S(x+t-2) = h_{t-2}, \cdots, S(x+1) = h_1\}$$
$$= p\{S(x+t) = h_t \mid S(x+t-1) = h_{t-1}\} \tag{3.4}$$

对于一切的 $t \in T$，$h_t \in S$ 均成立。

本书以此为基础，构建包含健康、不健康和死亡的三状态 Markov 过程。

将 x 岁状态 i 在 $(x+t)$ 岁时状态转为 j 的概率记为转移概率 $_tp_x^{ij}$，那么 x 岁时处于不同状态的群体在 $(x+t)$ 岁时转移至各状态的概率形成转移概率矩阵

$$P(x,t)，P(x,x+t) = \begin{bmatrix} _tp_x^{11} & _tp_x^{12} & _tp_x^{13} & _tp_x^{14} \\ _tp_x^{21} & _tp_x^{22} & _tp_x^{23} & _tp_x^{24} \\ _tp_x^{31} & _tp_x^{32} & _tp_x^{33} & _tp_x^{34} \\ _tp_x^{41} & _tp_x^{42} & _tp_x^{43} & _tp_x^{44} \end{bmatrix} = \begin{bmatrix} _tp_x^{\cdot 1} & _tp_x^{\cdot 2} & _tp_x^{\cdot 3} & _tp_x^{\cdot 4} \end{bmatrix}，矩阵每一行之和$$

为1，第三行因状态 3（死亡）为吸收态而成为单位行 $\begin{bmatrix} _tp_x^{41} & _tp_x^{42} & _tp_x^{43} & _tp_x^{44} \end{bmatrix} = \begin{bmatrix} 0 & 0 & 0 & 1 \end{bmatrix}$。矩阵也可以写成列矩阵 $P(x,t) = \begin{bmatrix} _tp_x^{\cdot 1} & _tp_x^{\cdot 2} & _tp_x^{\cdot 3} & _tp_x^{\cdot 4} \end{bmatrix}$，$_tp_x^{\cdot 1}, _tp_x^{\cdot 2}, _tp_x^{\cdot 3}, _tp_x^{\cdot 4}$ 代表列向量。

转移强度 $r^{ij}(x)$，$i=1，2，3$；$j=1，2，3，4$ 表示 x 岁时状态 i 瞬间转为状态 j 的强度，不同状态间的转移强度形成转移强度矩阵 $R(x)$。

如果仅有两种状态且状态单向转移，那么转移概率和转移强度的关系为：

$$\frac{d_tp^x}{dt} = {_tp^x}r(x+t) \Rightarrow {_tp^x} = \exp\left[\int_0^t r(x+s)\,ds\right]$$

如果涉及多个状态，则要考虑从初始状态到目标状态的各种路径：

$$\frac{d_tp_x^{ij}}{dt} = \sum_k {_tp_x^{ik}}r^{kj}(x+t)，i=1,2,3；k=1,2,3；j=1,2,3,4$$

用矩阵形式表示为：

$$\frac{dP(x,t)}{dt} = {_tP_x}R(x+t) \Rightarrow P(x,t) = \exp\left[\int_0^t R(x+s)\,ds\right] \qquad (3.5)$$

式（3.5）中，当 $R(x+s) = R(x) = R$ 为常数时，

$$P(x,t) = \exp[tR] \qquad (3.6)$$

转移概率为仅与时间间隔有关而与起始年龄 x 无关的指数分布，此时称 Markov 过程具有时间齐性。

（三）基于分段常数 Markov 过程的转移概率

Markov 过程时间齐性假设下的转移概率表达很方便，但该假设也意味着无论年龄多少，在未来相等时间内健康变化情况相同，也就是说，不管被保险人的年龄多大，相等时间内健康状况变化都相同，显然该假设与现实情况不符（Fong，Shao，Sherris，2015；Guglielmo D，Gismondi，2014；崔晓东，

2017），在许多应用中是不合适的。实际上，健康转移概率具有随年龄变化的非齐次特征，虽然如此，该方法在数据比较缺乏、精度要求不高时可用来粗略估计保费。

本书考虑到转移强度随年龄变化的非齐次特征，同时为保证计算的易控性，采用转移强度为分段常数的方法，假设一年内转移强度 $\boldsymbol{R}(x+s)$ 为常数，而不同年份上转移强度不同：

$$\boldsymbol{P}(x,t) = \exp\left[\int_0^1 \boldsymbol{R}_1(x+s)\,ds + \int_1^2 \boldsymbol{R}_2(x+s)\,ds + \cdots + \int_{t-1}^t \boldsymbol{R}_t(x+s)\,ds\right]$$

$$= \boldsymbol{P}(x,1)\boldsymbol{P}(x+1,1)\cdots\boldsymbol{P}(x+t-1,1) \tag{3.7}$$

比如计算 $P(x,2)$，先计算第一行第一列元素 ${}_2p_x^{11}$，其可能的转变路径及概率如图 3.2 所示：

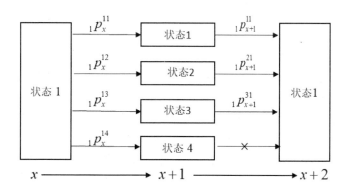

$${}_2p_x^{11} = {}_1p_x^{11}{}_1p_{x+1}^{11} + {}_1p_x^{12}{}_1p_{x+1}^{21} + {}_1p_x^{13}{}_1p_{x+1}^{31} = {}_1P_x^{1\cdot}{}_1P_{x+1}^{\cdot 1}$$

图 3.2　健康状态转移可能路径及概率

$P(x,2)$ 中其他元素的计算方法类似，因此：

$$\boldsymbol{P}(x,2) = P(x,1)\cdot P(x+1,1)$$

	1	2	3	4
1	${}_2p_x^{11}$	${}_2p_x^{12}$	${}_2p_x^{13}$	${}_2p_x^{14}$
2	${}_2p_x^{21}$	${}_2p_x^{22}$	${}_2p_x^{23}$	${}_2p_x^{24}$
3	${}_2p_x^{31}$	${}_2p_x^{32}$	${}_2p_x^{33}$	${}_2p_x^{34}$
4	0	0	0	1

$=$

	1	2	3	4
1	${}_1p_x^{11}$	${}_1p_x^{12}$	${}_1p_x^{13}$	${}_1p_x^{14}$
2	${}_1p_x^{21}$	${}_1p_x^{22}$	${}_1p_x^{23}$	${}_1p_x^{24}$
3	${}_1p_x^{31}$	${}_1p_x^{32}$	${}_1p_x^{33}$	${}_1p_x^{34}$
4	0	0	0	1

$\cdot$

	1	2	3	4
1	${}_1p_{x+1}^{11}$	${}_1p_{x+1}^{12}$	${}_1p_{x+1}^{13}$	${}_1p_{x+1}^{14}$
2	${}_1p_{x+1}^{21}$	${}_1p_{x+1}^{22}$	${}_1p_{x+1}^{23}$	${}_1p_{x+1}^{24}$
3	${}_1p_{x+1}^{31}$	${}_1p_{x+1}^{32}$	${}_1p_{x+1}^{33}$	${}_1p_{x+1}^{34}$
4	0	0	0	1

需要注意的是，式（3.7）中矩阵是各个年龄上的一年期转移概率矩阵，理论上根据对样本长期纵贯调查得到每个年龄上的健康转移情况，但由于缺乏长序列的追踪调查，本节利用截面数据得到各个年龄段上的健康转移矩阵，并假设不同队列健康状况具有一致性，在预测时运用年龄队列错位相乘的方法。因健康变化是慢变量，在队列相差不大（如本节相差 3 年）时可以认为变化是一致的，但如果跨度较大，需要注意健康变化趋势。比如，预测 x 岁人群在未来 t 年健康转移概率，$P(x,1)$ 采用截面数据中 x 岁的转移概率矩阵，$P(x+1,1)$ 采用截面上 $(x+1)$ 岁的转移概率矩阵，以此类推，可以估计未来各期的转移概率矩阵。

第二节　预测过程及结果

一、数据来源及概念界定

本章数据来源于北京大学 CLHLS 项目。CLHLS 遵循严格随机抽样原则，调查范围包括全国 23 个省市中的 800 多个县市区，数据质量得到国内外学者普遍认可，已成为学界公认的样本最大、数据信息丰富和研究潜力巨大的研究项目之一。CLHLS 为始于 1998 年的三年期纵贯调查项目，目前已开展七次，由于健康转移概率具有无记忆特征而仅需两次调查数据，本文使用最近的 2014 年和 2017 年两次调查数据，并以 2014 年数据为基础组；调查对象为 65 岁及以上人群。删除重要信息缺失和失去追踪样本，最终样本量为 8 945，其中女性占比 52%，农村占比 51%，样本平均年龄为 74.62 岁。

健康状态界定标准并不统一，本章依据指标的客观性、可比性及数据可得性，根据研究惯例采用人口学、社会学和老年学普遍使用的日常生活自理能力（ADLs）作为健康评价标准。该标准认为，反映老人日常生活活动能力的 6 个项目（洗澡、穿衣、室内活动、如厕、吃饭和控制排便）中存在 1 项或更多项需要他人帮助的，定义为自理能力受损；存在 3 项及以上日常活动障碍时，则认为功能残障。CLHLS 从多个维度调查了受访者的健康状况，除了收集 ADLs 的 6 个项目，也采集了反映老人工具性日常生活活动能力（IADLs）的 8 项指标，包括能独自到邻居家串门、提起 5 千克重物、独自做饭、洗衣服等。如果受访者在没有其他人持续帮助的情况下，无法完成某项日常活动，则记为失去该项活动能力。同时，调查还使用符合我国文化传统和社会经济状况的中国版认知功能简易量表来测量老人的认知功能。简易量表包括方向定位能力、反应能力、注意力和计算能力、回忆能力，以及语言、理解和自我协调能力等方面，共 24 个问题，总分 30 分。CLHLS 采用得分方法，能够完成或问题回答正确得 1 分。

综上，本章将健康状态分为 1 健康、2 健康受损、3 功能障碍和 4 死亡四类，其中 1、2、3 属于转移状态，即状态可互为转换；4 为吸收状态，即 1、2、3 可转为 4，但 4 不可转为其他。健康状态界定依据 ADLs、IADLs 和认知能力三项指标，三者均无障碍作为健康状态 1；存在三项及以上日常活动障碍，即 ADLs 得分大于等于 3 或认知功能得分小于 18 分（共 30 分）作为功能障碍 3，即需要长期护理状态；互补状态作为健康受损状态，即存在一定的障碍，但没严重到需要长期护理的为状态 2。明确的界定标准和说明如表 3.1 所示。

表 3.1　健康状态及界定

状态	界定标准	说明
状态 1（健康）	ADLs = 6 且 IADLs = 8 且认知功能得分不少于 27	CLHLS 数据中 ADLs 对应编号为 e1 ~ e6，ADLs 对应编号为 e7 ~ e14，CLHLS 采用得分法，完成项目得 1 分
状态 3（功能障碍）	ADLs ≤ 3 或认知功能得分小于 18	
状态 2（健康受损）	互补状态	

二、预测结果

（一）三年期健康状态转移概率矩阵

由于样本数据是三年期追踪调查数据，所以首先计算三年期健康状态转移概率矩阵。表 3.2 是基于 CLHLS 2014 年与 2017 年调查数据，通过 SPSS 软件完成的不同年龄和性别三年期健康状态转移概率矩阵。在整理数据时，考虑到年龄和性别是健康状况的重要影响因素，首先将样本按年龄和性别分类，年龄每5年为一组，如果将每一年龄作为一组，将会得到更为准确的结果，但数据量将会非常大，而且年龄差异不大时，转移概率的差异并不显著。同时，5个年龄为一组，也与生命表数据及相关保险定价习惯一致。对每一类别中的每一个体，依据健康状态界定标准划分为不同健康状态，然后跟踪每个类别中处于不同状态的个体在期末所处健康状态，计算期末所处各状态人数占期初人数的比例，以此作为三年期转移概率。

表3.2 三年期转移概率矩阵

年龄	男性					女性				
	状态	1	2	3	4	状态	1	2	3	4
65~70	1	0.675	0.240	0.024	0.061	1	0.533	0.377	0.050	0.040
	2	0.387	0.420	0.100	0.093	2	0.377	0.459	0.106	0.058
	3	0.201	0.400	0.249	0.150	3	0.192	0.423	0.269	0.115
	4	0	0	0	1	4	0	0	0	1
70~75	1	0.528	0.282	0.071	0.119	1	0.523	0.275	0.145	0.057
	2	0.395	0.354	0.111	0.140	2	0.207	0.579	0.119	0.095
	3	0.236	0.255	0.146	0.364	3	0.184	0.143	0.429	0.245
	4	0	0	0	1	4	0	0	0	1
75~80	1	0.320	0.390	0.097	0.193	1	0.301	0.425	0.156	0.119
	2	0.197	0.412	0.186	0.205	2	0.165	0.378	0.270	0.186
	3	0.063	0.281	0.219	0.438	3	0.065	0.290	0.371	0.274
	4	0	0	0	1	4	0	0	0	1
80~85	1	0.320	0.314	0.144	0.222	1	0.190	0.436	0.222	0.152
	2	0.112	0.378	0.201	0.310	2	0.050	0.348	0.354	0.248
	3	0.052	0.280	0.264	0.404	3	0.019	0.253	0.374	0.354
	4	0	0	0	1	4	0	0	0	1

年龄	男性					女性				
	状态	1	2	3	4	状态	1	2	3	4
85~90	1	0.076	0.485	0.195	0.245	1	0.046	0.415	0.305	0.234
	2	0.036	0.319	0.210	0.434	2	0.030	0.305	0.373	0.292
	3	0.018	0.168	0.258	0.556	3	0.012	0.120	0.381	0.488
	4	0	0	0	1	4	0	0	0	1
90~95	1	0.034	0.327	0.236	0.404	1	0.039	0.192	0.308	0.462
	2	0.015	0.198	0.259	0.528	2	0.005	0.212	0.423	0.360
	3	0.010	0.091	0.238	0.661	3	0.006	0.076	0.330	0.588
	4	0	0	0	1	4	0	0	0	1
95+	1	0.083	0.250	0.250	0.417	1	0.016	0.094	0.401	0.490
	2	0.019	0.181	0.245	0.556	2	0.011	0.158	0.308	0.523
	3	0.003	0.054	0.192	0.750	3	0.001	0.027	0.248	0.723
	4	0	0	0	1	4	0	0	0	1

注：数据来自本书作者计算。矩阵中存在的每行之和存在不等于 1 的情况是因为四舍五入。

表 3.2 给出了不同年龄、性别和初始健康状态的老人三年间的健康状态转移概率矩阵。老人健康分为健康、健康受损、功能障碍和死亡四个状态，矩阵每一个元素，代表了老人从 2014 年度调查时所处的健康状态出发，在 2017 年度调查时跃迁到新的健康状态的概率。转移概率矩阵的行和为 1。65~70 岁年龄段期初健康良好的男性，三年后身体仍无任何功能障碍的概率是 0.675，转移至健康受损、功能障碍和死亡状态的概率分别是 0.240、0.024 和 0.061。65~70 岁年龄段期初健康受损的男性，三年后身体转移到其他状态的概率分别是 0.387、0.420、0.100 和 0.093。

从三年间的死亡概率来看，女性老年人口较男性具有生存优势；死亡风险随着年龄的增长而增加，也随着健康状况的恶化而增加。具体来看，65~

70岁且2014年调查时健康的女性，在下一次调查前死亡的概率是0.040，而同年龄段，同健康状态的男性的死亡概率则是0.061。处于90岁以上的高年龄段的老人，即使期初健康良好，女性和男性的死亡概率也将分别增至0.46和0.41左右。对于各个年龄段期初处于功能障碍健康状态的老人，其死亡率都远大于其他状态老人。

65~85岁年龄段的老人，如果期初健康状况良好，那么三年后健康依旧良好的概率较高。随着年龄的增长，尤其是85岁以上的高龄老人，即便期初健康良好，但三年后健康受损或功能障碍的概率显著增加。65~75岁年龄段，2014年调查时健康良好的男性和女性，三年后身体仍无任何功能障碍的概率高达52.8%和52.3%；然而，对于90~95岁和95岁及以上年龄段的男性，这一概率分别下降到3%和8%，相应地，女性这一概率下降到4%和2%。

65~70岁年龄段的老人，如果期初存在严重功能障碍，那么三年后健康状况得到一定恢复，处于健康受损的概率较高。但是对于高年龄段以上处于护理状态的高龄老人，健康恢复到上一个水平的概率较低，很大可能会继续停留在功能障碍，保持需要护理的状态。65~70岁年龄段，2014年调查时处于护理状态的男性，三年后身体恢复到健康受损状态的概率为40%；然而对于90~95岁和95岁及以上年龄段的男性，这一概率分别下降到9%和5%，仍然处于护理状态的概率分别是24%和19%。

健康状况居中的老人，健康状态的变动具有典型的年龄差异化特点。也就是说，期初健康受损的老人，如果属于65~75岁较低年龄段，那么三年后恢复到无任何功能障碍的可能性最大；如果是属于75~90岁年龄段，那么停留在健康受损状态的可能性最大；如果是90岁以上的高龄老人，那么健康恶化甚至死亡的概率最高。

健康状态的转移与死亡风险存在明显的两性差别。如前所述，同年龄段同初始健康状况的条件下，男性老人比女性老人具有更高的死亡风险。但是，存活的男性老人比女性老人具有更强的健康状况改善的趋势。65~70岁年龄段，2014年调查时，健康良好的男性三年后身体仍无任何功能障碍的概率高达67.5%，比女性高出14.2个百分点；健康受损和功能障碍的男性，恢复至健康的概率比女性分别高出10%和9%。这一特征在其他年龄段也显著存在。

为更直观地看出年龄和性别对健康状态的影响，从而支持书中的分组标准，根据表3.2数据画出图3.3。从每张图的趋势来看，无论期初状态如何，失能概率和死亡概率均随年龄递增，其中状态 2 至 3 图中 90 岁以上和状态 3 至 3 图中 85 岁以上出现的下降是因为这个期间死亡风险急剧增大，此图也再次说明在整个预测期将转移概率设为常数是不符合实际的。再从每张图的性别差异来看，男性和女性的转移概率也有明显差异，转移至状态 3 的图中，期初状态相同、年龄段相同的男性失能转移概率小于女性，尤其在状态 2 至 3 的 75~79 岁和状态 3 至 3 的 70~84 岁阶段，男性具有明显健康优势。在转移至状态 4 的图中，整体上男性死亡概率要大于女性，尤其是状态 2 至 4 中 85~89 岁和状态 3 至 4 中的 70~79 岁阶段，差异比较显著，而这个现象刚好和转移至 3 的相应图互补，即失能概率大，死亡概率小；失能概率小，死亡概率大，当然两者不是线性等于 1 的关系，但因为无论是在 2 状态还是 3 状态，在这个年龄段转为健康的可能性都很小。由此可以得出，未来老龄化的加剧、老年人口的增多、人口寿命的延长、高龄人口比例的增加，势必会带来长期护理需求的增加；相对于男性，女性失能率大、死亡率低，女性的长期护理需求状况更加严峻。

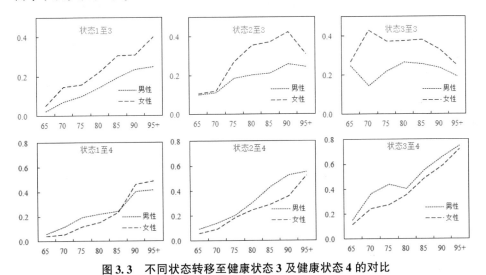

图 3.3　不同状态转移至健康状态 3 及健康状态 4 的对比

（二）一年期转移概率矩阵

表 3.2 中得到了三年期转移概率矩阵，为了计算未来各期的转移概率矩阵，先计算一年期转移概率。我们进行阶段性时齐性假设，即假设各类别三

年期内转移概率强度为常数（Yue，2012；Pitacco，2014），根据式（3.6），利用 Mathematica 编程计算出一年期转移强度 $P(x+k,1)$（篇幅所限，一年期矩阵未在正文中列出），然后利用式（3.7）计算出未来各期期末转移概率矩阵 $P(x,t)$。表3.3是65岁人群未来各期健康转移概率，其他年龄段转移概率备索。图3.4直观展示了不同状态的变化趋势。

表 3.3　65 岁人群未来 t 期转移概率矩阵

未来 t 期矩阵	男性					女性			
	状态	1	2	3	4	状态	1	2	3	4
$P(65,1)$	1	0.847	0.133	0.001	0.019	1	0.743	0.237	0.008	0.012
	2	0.261	0.637	0.080	0.023	2	0.237	0.664	0.079	0.019
	3	0.039	0.311	0.587	0.063	3	0.028	0.318	0.604	0.050
	4	0	0	0	1	4	0	0	0	1
$P(65,2)$	1	0.746	0.203	0.012	0.039	1	0.609	0.336	0.030	0.025
	2	0.325	0.511	0.101	0.064	2	0.336	0.522	0.103	0.039
	3	0.121	0.398	0.370	0.111	3	0.113	0.410	0.390	0.087
	4	0	0	0	1	4	0	0	0	1
$P(65,3)$	1	0.675	0.240	0.024	0.061	1	0.533	0.377	0.050	0.040
	2	0.387	0.420	0.100	0.093	2	0.377	0.459	0.106	0.058
	3	0.201	0.400	0.249	0.150	3	0.192	0.423	0.269	0.115
	4	0	0	0	1	4	0	0	0	1
$P(65,4)$	1	0.624	0.260	0.034	0.083	1	0.487	0.392	0.065	0.056
	2	0.420	0.367	0.093	0.120	2	0.392	0.428	0.104	0.077
	3	0.264	0.375	0.178	0.183	3	0.251	0.412	0.198	0.139
	4	0	0	0	1	4	0	0	0	1

续表

未来 t 期矩阵	男性					女性				
	状态	1	2	3	4	状态	1	2	3	4
P(65,5)	1	0.585	0.269	0.041	0.105	1	0.457	0.396	0.074	0.072
	2	0.437	0.333	0.084	0.146	2	0.396	0.410	0.100	0.095
	3	0.310	0.344	0.135	0.211	3	0.290	0.396	0.154	0.160
	4	0	0	0	1	4	0	0	0	1
P(65,6)	1	0.508	0.280	0.068	0.144	1	0.398	0.389	0.115	0.097
	2	0.415	0.301	0.094	0.190	2	0.353	0.393	0.132	0.122
	3	0.324	0.296	0.119	0.261	3	0.270	0.371	0.168	0.191
	4	0	0	0	1	4	0	0	0	1
P(65,7)	1	0.454	0.279	0.081	0.186	1	0.353	0.378	0.144	0.125
	2	0.391	0.280	0.095	0.235	2	0.318	0.376	0.155	0.151
	3	0.322	0.266	0.105	0.307	3	0.252	0.349	0.176	0.223
	4	0	0	0	1	4	0	0	0	1
P(65,8)	1	0.413	0.271	0.087	0.229	1	0.317	0.365	0.163	0.156
	2	0.367	0.263	0.092	0.278	2	0.290	0.359	0.169	0.182
	3	0.312	0.244	0.095	0.349	3	0.237	0.329	0.180	0.254
	4	0	0	0	1	4	0	0	0	1
P(65,9)	1	0.381	0.260	0.088	0.271	1	0.288	0.350	0.175	0.187
	2	0.344	0.248	0.089	0.319	2	0.267	0.342	0.178	0.214
	3	0.299	0.227	0.086	0.388	3	0.222	0.311	0.181	0.286
	4	0	0	0	1	4	0	0	0	1

未来 t 期 矩阵	男性					女性			
	状态	1	2	3	4	状态	1	2	3	4
$\boldsymbol{P}(65,10)$	1	0.354	0.248	0.086	0.312	1	0.265	0.334	0.182	0.219
	2	0.324	0.234	0.084	0.358	2	0.247	0.325	0.182	0.245
	3	0.284	0.212	0.080	0.424	3	0.210	0.294	0.180	0.316
	4	0	0	0	1	4	0	0	0	1
$\boldsymbol{P}(65,11)$	1	0.257	0.288	0.087	0.368	1	0.205	0.335	0.193	0.268
	2	0.236	0.270	0.083	0.411	2	0.193	0.323	0.191	0.293
	3	0.208	0.242	0.077	0.472	3	0.167	0.290	0.182	0.361
	4	0	0	0	1	4	0	0	0	1
$\boldsymbol{P}(65,12)$	1	0.204	0.283	0.094	0.419	1	0.170	0.315	0.200	0.316
	2	0.189	0.263	0.089	0.459	2	0.162	0.303	0.196	0.340
	3	0.167	0.236	0.081	0.516	3	0.141	0.272	0.183	0.404
	4	0	0	0	1	4	0	0	0	1
$\boldsymbol{P}(65,13)$	1	0.172	0.264	0.096	0.468	1	0.147	0.292	0.199	0.363
	2	0.159	0.246	0.090	0.505	2	0.140	0.281	0.194	0.385
	3	0.141	0.220	0.082	0.557	3	0.123	0.253	0.179	0.445
	4	0	0	0	1	4	0	0	0	1
$\boldsymbol{P}(65,14)$	1	0.149	0.243	0.094	0.514	1	0.129	0.270	0.194	0.407
	2	0.138	0.226	0.088	0.548	2	0.124	0.260	0.188	0.429
	3	0.123	0.202	0.079	0.595	3	0.110	0.234	0.172	0.485
	4	0	0	0	1	4	0	0	0	1

续表

未来 t 期矩阵	男性				女性				
	状态	1	2	3	4	状态	1	2	3	4
$P(65,15)$	1	0.131	0.222	0.090	0.557	1	0.116	0.249	0.186	0.449
	2	0.122	0.207	0.084	0.588	2	0.111	0.240	0.180	0.469
	3	0.109	0.185	0.075	0.631	3	0.099	0.216	0.163	0.521
	4	0	0	0	1	4	0	0	0	1
$P(65,16)$	1	0.105	0.193	0.096	0.606	1	0.075	0.234	0.192	0.500
	2	0.098	0.180	0.090	0.633	2	0.072	0.225	0.185	0.518
	3	0.087	0.161	0.080	0.672	3	0.064	0.203	0.168	0.565
	4	0	0	0	1	4	0	0	0	1
$P(65,17)$	1	0.086	0.170	0.094	0.651	1	0.052	0.209	0.191	0.548
	2	0.080	0.158	0.087	0.675	2	0.050	0.201	0.185	0.565
	3	0.071	0.141	0.078	0.709	3	0.044	0.181	0.167	0.608
	4	0	0	0	1	4	0	0	0	1
$P(65,18)$	1	0.071	0.150	0.087	0.691	1	0.038	0.184	0.183	0.594
	2	0.066	0.140	0.081	0.713	2	0.037	0.178	0.177	0.609
	3	0.059	0.125	0.073	0.743	3	0.033	0.160	0.160	0.648
	4	0	0	0	1	4	0	0	0	1
$P(65,19)$	1	0.060	0.133	0.079	0.728	1	0.030	0.163	0.171	0.637
	2	0.056	0.124	0.074	0.747	2	0.028	0.157	0.165	0.650
	3	0.050	0.111	0.066	0.773	3	0.026	0.141	0.149	0.685
	4	0	0	0	1	4	0	0	0	1

未来 t 期矩阵	男性					女性				
	状态	1	2	3	4	状态	1	2	3	4
$P(65,20)$	1	0.051	0.117	0.071	0.760	1	0.024	0.144	0.157	0.676
	2	0.048	0.109	0.066	0.777	2	0.023	0.138	0.151	0.687
	3	0.043	0.098	0.059	0.800	3	0.021	0.125	0.136	0.718
	4	0	0	0	1	4	0	0	0	1
$P(65,21)$	1	0.023	0.115	0.065	0.798	1	0.013	0.116	0.150	0.721
	2	0.022	0.107	0.060	0.812	2	0.013	0.112	0.144	0.732
	3	0.019	0.096	0.054	0.832	3	0.011	0.101	0.130	0.758
	4	0	0	0	1	4	0	0	0	1
$P(65,22)$	1	0.014	0.094	0.060	0.833	1	0.009	0.091	0.137	0.763
	2	0.013	0.087	0.056	0.844	2	0.009	0.088	0.132	0.772
	3	0.011	0.078	0.050	0.861	3	0.008	0.079	0.119	0.794
	4	0	0	0	1	4	0	0	0	1
$P(65,23)$	1	0.009	0.074	0.053	0.863	1	0.007	0.073	0.121	0.800
	2	0.009	0.069	0.049	0.873	2	0.007	0.070	0.116	0.807
	3	0.008	0.062	0.044	0.886	3	0.006	0.063	0.105	0.826
	4	0	0	0	1	4	0	0	0	1
$P(65,24)$	1	0.007	0.059	0.045	0.889	1	0.006	0.059	0.104	0.831
	2	0.007	0.055	0.042	0.897	2	0.006	0.057	0.100	0.838
	3	0.006	0.049	0.038	0.908	3	0.005	0.051	0.090	0.854
	4	0	0	0	1	4	0	0	0	1

未来 t 期矩阵	男性					女性				
	状态	1	2	3	4	状态	1	2	3	4
$P(65,25)$	1	0.006	0.047	0.038	0.910	1	0.005	0.048	0.089	0.858
	2	0.005	0.043	0.035	0.916	2	0.005	0.046	0.086	0.864
	3	0.005	0.039	0.032	0.925	3	0.004	0.042	0.077	0.877
	4	0	0	0	1	4	0	0	0	1
$P(65,26)$	1	0.003	0.031	0.035	0.931	1	0.002	0.034	0.077	0.887
	2	0.003	0.029	0.032	0.936	2	0.002	0.032	0.074	0.891
	3	0.002	0.026	0.029	0.943	3	0.002	0.029	0.067	0.902
	4	0	0	0	1	4	0	0	0	1
$P(65,27)$	1	0.002	0.021	0.029	0.949	1	0.001	0.024	0.064	0.911
	2	0.002	0.020	0.027	0.952	2	0.001	0.023	0.061	0.914
	3	0.002	0.017	0.024	0.957	3	0.001	0.021	0.055	0.923
	4	0	0	0	1	4	0	0	0	1
$P(65,28)$	1	0.001	0.015	0.022	0.962	1	0.001	0.018	0.051	0.930
	2	0.001	0.014	0.021	0.965	2	0.001	0.017	0.049	0.933
	3	0.001	0.012	0.019	0.968	3	0.001	0.016	0.044	0.939
	4	0	0	0	1	4	0	0	0	1
$P(65,29)$	1	0.001	0.010	0.017	0.972	1	0.001	0.014	0.040	0.945
	2	0.001	0.010	0.016	0.974	2	0.001	0.013	0.039	0.947
	3	0.001	0.009	0.014	0.977	3	0.001	0.012	0.035	0.953
	4	0	0	0	1	4	0	0	0	1
$P(65,30)$	1	0.001	0.007	0.013	0.979	1	0.001	0.010	0.032	0.958
	2	0.001	0.007	0.012	0.981	2	0.001	0.010	0.031	0.959
	3	0.001	0.006	0.011	0.983	3	0.001	0.009	0.028	0.963
	4	0	0	0	1	4	0	0	0	1

注：数据来源于本书作者计算。

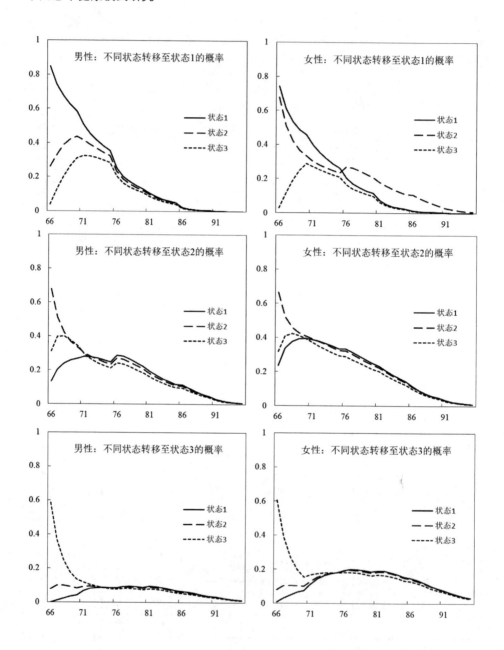

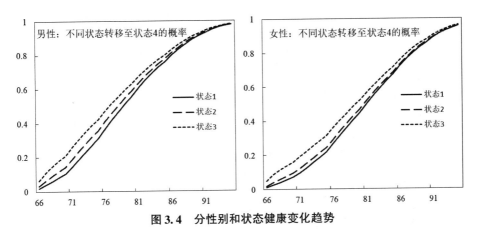

图3.4　分性别和状态健康变化趋势

　　图3.4展示了65岁的处于不同健康状态的群体未来30年的健康变化。首先看不同状态在不同年龄下恢复健康的概率。期初状态良好的人（状态1）随年龄递增保持健康的概率持续减少，因为本就属于健康状态最高级别，状态随年龄只能保持或变差而不能递增。期初其他健康状态的人，健康状态的变动具有典型的年龄差异化的特点，75岁之前健康状态转好的可能性增大，75岁之后开始下降。75岁之前状态转好可能性递增，是因为老年初期不健康状态转移至其他状态，其他状态又转移至健康状态的可能性较大。比如，65岁时是状态2、67岁时状态转为1的可能性，即包括66岁是状态1、67岁仍是状态1这种可能，还包括66岁是状态2，但在67岁时转移为状态1，因为老年初期状态2转移至状态1的概率并不小，因此两项加起来就大于66岁时转移至状态1的概率。其他图中也存在类似现象，也正因为此，在考察健康状况时要考虑状态的转移，也是本章研究的主要目的。从性别对比看，主要差异在于状态3，男性不健康转健康的概率随年龄呈先增后减趋势，女性基本呈现递减特征，如前所述，男性先增后减的拐点变化说明健康状态不好的男性恢复健康的可能性要大于女性，具有健康优势。

　　其次看不同健康状态人群随年龄递增状态转移至2和3的概率。转移至状态1是健康状态，转移至状态4是死亡概率，转移至2和3就是不健康概率，从某种程度上说，不健康概率既涉及生命质量又与养老负担相关，是尤其需要关注的概率，从图形上看，除了期初健康状况糟糕（状态3）的人群健康恢复的可能性一直递减，其他两种情况也呈先增后减的趋势，拐点仍然发生在 75 岁左右，男性和女性整体上差异不大。另外需要关注的一点是，无论期初是什么状态，在拐点之后并无太大差异，所以健康干预的时机在 75 岁之前，同时也说明，无论期初是什么状态，随着预期寿命延长，整体的健康状况将快速变差。

最后看转移至死亡（状态 4）的概率变化趋势。当然，无论哪种状态都是快速上升，只不过从上升速度来看，女性前期要慢于男性，也就是说女性老年人口较男性具有生存优势；死亡风险随着年龄的增长而增加，也随着健康状况的恶化而增加。不同年龄段健康状况最差的人群死亡概率总是最高，健康状态居中的死亡概率也居中。女性老人的生存优势和男性老人健康优势相结合，说明未来女性老人将是需要长期照护的主要对象。

第三节　本章小结

健康转移概率的构建是与老年健康相关研究的数量基础。本章在对比不同构建方法的优劣及适用性基础上，基于 Markov 过程构建动态转移概率矩阵。其中，通过跟踪 CLHLS 调查项目中样本本身观测期前后的健康状态变化，采用精算方法构建转移概率矩阵，避免回归分析变量选择的主观性；采用转移强度为分段常数、按年龄队列矩阵相乘的 Markov 过程预测长期护理人口数量，克服 Markov 时齐性假设与现实不符的缺陷。与以往研究相比，所建模型放松健康状态均为吸收态的静态假设、考虑身体状态转移的可能构建动态转移概率矩阵，针对健康纵贯数据不充分的问题采用了分段常数 Markov 过程和队列错位相乘方法加以解决。本章方法为同类问题的研究提供可对比方案，同时模型具有较大扩展和适用性，比如用来估计未来失能人口规模、失能时间及长期照护费用；或考察不同教育程度、收入水平或社会地位老年健康的异质性，尤其适用于个体信息不很丰富且追踪调查跨度不大的情况。

当然模型仍存在一些值得探讨的问题，一是模型未考虑未来医疗技术变化对发病率或死亡率的影响，可能造成估计值的低估。本章采用不同年龄队列错位相乘解决长期追踪数据缺乏问题，即将较早队列人群的健康模式用于模拟年轻队列未来的健康状况，比如预测 65～70 岁群体在 90 岁的健康状况时，我们采用现在 90 岁人群的健康模式，而实际上健康发展的趋势性是存在的，比如存活率越来越高、预期寿命越来越长等。二是样本选择性偏差，如前文所述，因健康状况糟糕的个体更可能失去追踪或不易被调查，可能导致估计值偏高，尤其是高龄老人余寿的估计。这两个问题均与老年健康数据的局限性有关而较难解决，但是本章样本的代表性及样本量规模在同类问题的研究中优势仍非常明显，而且这两方面的影响方向相反，可相互纠偏。三是我们未能给出估计值的置信区间。相对于点估计，置信区间因考虑抽样误差并能提供正确度和精确度而更严谨和科学，但因为数据序列比较短，如何在有限数据下进行置信区间的估计是值得研究的问题，而本章是这一问题研究的基础。尽管如此，本章所构建的方法为在有限数据下研究老年健康动态变化提供了新的思路，丰富和补充了与健康寿命相关的研究文献，提供了与传统精算方法进行比较的方案。

第四章
寿命与健康寿命估计

导读：对增龄趋势下所增加的是健康还是不健康寿命的精准判断，不仅事关老年生活质量，也是诸多公共政策设计的基础。已有研究健康状态为非可逆的吸收态或时齐性假设更适合于身体功能不可康复或数据不充分情况下的粗略估计，本章结合中国老年健康跟踪调查数据，基于前文所述概率矩阵构建方法，分年龄和性别计算寿命和健康寿命并考察健康模式和区域差异。模型的有效性通过递进生存率和寿命值与对照组的匹配关系得到检验，结果发现，健康余寿在余寿中的比例随年龄递减，延长的寿命中更多的是不健康寿命；与2005年相比，寿命、健康寿命和不健康寿命均有增加，但健康寿命增长的速率未能匹配寿命增长速率。各地区老人健康状况虽有差异，但均为残障期扩张模式。本文方法为老年健康变化的量化研究提供可对比方案，研究结论为诸如退休年龄设计、健康老龄规划及养老负担预测等提供基础数据。

第一节 引言和文献综述

一、引言

自从 1982 年第三次全国人口普查以来，历次全国人口普查均调查了普查前一年的人口死亡情况，并以此计算出了相应年份分年龄和性别的死亡率和预期寿命。第三次全国人口普查得到的 1981 年中国人口预期寿命为 67.9 岁，其中男性为 66.4 岁，女性为 69.3 岁（中国社会科学院人口研究中心，1986）；1990 年第四次全国人口普查时中国人口预期寿命已经提高到 68.6 岁，在不到 10 年的时间里提高了 0.7 岁；到 2000 年又进一步提高到 71.4 岁，10 年里提高了 2.8 岁；到 2010 年第六次全国人口普查预期寿命又有了大幅度的提升，达到了 74.8 岁，10 年里提高了 3.4 岁；到 2019 年预期寿命已经达到了 77.3 岁。这说明，中国人口预期寿命自改革开放以来出现了一个加速增长的状态。"十四五"规划纲要进一步强调，使人均预期寿命实现到 2020 年达到 77.3 岁（实际上 2019 年已实现），2030 年达到 79.0 岁的目标。

尽管长寿是人类的追求，但"长寿同时是否健康是比单纯长寿更值得研究的议题"（WHO，1997），事实上，许多国家在进入老龄化社会后出现"寿命延长的同时带病期也延长，健康和长寿不同步，甚至不一致"（Stephen，Alissa，Benedetta et al.，2020），甚至出现人活得越长，不健康的人往往也会越多的情形（乔晓春，胡英，2017）。于是人们开始发现，反映死亡水平的指标并不能完全反映人们的健康状况，也不能充分反映人们的生命质量状况，既然长寿并不等于健康，那么继续单纯用人口预期寿命指标，或用长寿指标来反映健康，是不合适的。这一现象提示我们，在测量生命长度（数量）的同时，还要有一个能够测量生命质量或健康状况的指标。由于这两个指标是密切关联的，因此用两个独立的指标来反映人口健康状况是不合适的，而必须找到一个能将人的寿命和健康整合到一起的测量工具，既能测量生命长度，同时又能测量生命质量的指标（乔晓春，胡英，2017）。这样与人口预期寿命相结合的健康预期寿命（Healthy Life Expectancy 或 Health Expectancy，简称健康寿命）指标就应运而生了。该指标可以测量人们功能的完好状态和健康状况，并能够从群体上客观反映人口的健康状况和健康水平（黄匡时，2018）。

世界卫生组织（WHO）早在 1997 年，就在《世界健康报告》的引言中明确强调："我们必须意识到，单纯寿命的增加而不是生命质量的提高是没有价值的，即健康寿命比寿命更重要（WHO，1997a）。"在世界卫生组织《雅加达宣言》中也进一步强调："我们的最终目的是提高人口的健康寿命，缩小国家或各组织间人口健康寿命的差距（WHO，1997b）。"为此，世界卫生组织早在 20 世纪末就已经开始用"健康寿命"这一指标，而不再单纯用平均寿命指标来反映各国人口的健康状况。健康寿命也受到越来越多的关注，甚至成为重要的、常规性的人口健康监测指标，迄今为止大多数国家（地区）已掌握本国（地区）健康寿命等基础数据（Jagger，Robine，2011），并依据健康寿命与寿命的占比关系形成三种不同健康模式：不健康寿命占比不断扩大的残障期扩张模式、不健康寿命占比不断减少的残障压缩模式及二者同步平行发展的动态均衡模式（Kingston，Comas，Jagger et al.，2018a；Kingston Robinson，Booth et al.，2018b；Bochen，2016）。不同结论反映了健康发展模式在不同国家（地区）或人群中具有异质性，这种差异一般在年轻人身上体现得不明显，而老年人更为敏感（Chavhan，2016）。因此，测量一个国家或一个地区人口的健康状况，更多的是测量老年人的健康状况。

本章研究的目的就是要通过测量中国老年人寿命和健康寿命反映健康状况，并分析社会经济、医疗卫生等资源不平衡是否导致了老年健康存在区域差异。本书试图探寻这些问题的答案，以期在反映老年健康状况的同时，为诸如退休年龄设计、养老成本预测及养老金融和保险产品设计等提供数据基础。

二、文献综述

已有研究从研究方法和研究结论两方面论述。从研究方法来看，已有健康寿命的估计包括宏观情景模拟和微观数据估计两种方法，前者极大地依赖关键因素的选择和设定，又缺乏高质量数据对其校准，所以基于微观个体数据的动态建模越来越受关注（Megumi，2020）。微观数据估计方法首先要估计健康转移概率，早期测算方法是利用沙利文（Sullivan，1971）技术构造生命表，根据生命表中各健康状态人数占总人数的比例估计健康概率。该方法因计算简单、数据要求不高在早期使用范围较广，但其将不同健康状态均视为无递归的吸收状态或不可逆状态，与实际存在较大偏差。实际上，我们发现由不健康状态恢复为健康状态的比例并不小，如根据中国老年健康影响因素跟踪调查（CLHLS）数据，65~67 岁的不健康男性老人在 3 年后恢复健康的比例达到21%，女性对应比例为19%；即便对于86~88 岁高龄老人，不健康转移至健康的比例也分别为2% 和1%，因此忽略了状态可以转移的健康寿命计算结果仅适用于短期估计或精度要求不高的粗略估计。鉴于沙利文技术的局限性，考虑状态间可转移的多状态模型应运而生（Schoen，1998），其中包括前文提到的广义线性模型和 Markov 过程。基于 Markov 过程构建转移概率矩阵具有理论优势（Michel，Wagner，2020；Zeng，Feng，Therese et al.，2017），现有为数不多的文献采用了该方法，但由于纵贯调查序列有限或计算复杂使相关研究常假设 Markov 过程时齐性（王新军，王佳宇，2018；刘晓婷，陈铂麟，2020），而时齐性假设意味着转移概率仅与时间间隔有关，在相等时间间隔内健康状况变化相同，该假设更适合于康复可能性与年龄关系不大的重病或是短期粗略估计（Philip，2015），那么放松研究假设更高精度的模型构建是本章的重要内容之一。

从研究结论来看，现有健康寿命和健康模式的判断结果并不统一，参考乔晓春和胡英（2017）的研究，主要体现在健康状态的界定、所使用的数据及所采用的方法的多样性。具体来看，测量健康有很多视角，其中包括自评健康、生活自理能力、残疾和慢性病等多个角度，因为很难获得慢性病的客观测量，所以使用前三种方式进行测量更为普遍。进入20世纪90年代以后，针对中国人健康寿命的研究开始出现，且主要是计算由自评健康、生活自理能力和残疾状况所得到的健康寿命。健康数据通常来自历次全国老年人口抽样调查（包括1987年中国社会科学院人口研究中心的老年人抽样调查，1992年、2000年和2010年中国老龄科研中心组织的城乡老年人抽样调查）、1987年残疾人抽样调查和2010年全国人口普查、2004年人口变动抽样调查和2005年"小普查"数据等。从公开发表的学术论文中所计算得出的全国分性别的65岁人口健康寿命来看，尽管不同学者给出了不同的计算结果，但是某些结果存在较强的一致性，而有些结果的一致性则较差。一致性最强的要数针对1987年所计算出的健康寿命。无论是Grab等，还是王梅（1992）或乔晓春（2017），利用残疾人调查数据所计算出的1987年65岁人口预期寿命、非残疾健康寿命和健康预期寿命占预期寿命的比例，均非常相近；甚至利用1987年中国社会科学院老年人抽样调查数据所得到的自评健康寿命和比例，也与其非常相近。然而，王梅和乔晓春均根据1992年老年人抽样调查计算的自评健康寿命，其结果则相差比较大，特别是健康寿命所占比例，二者的差异更大，差了10个百分点。由此可以看出，尽管中国学者的计算已经大体可以反映出中国老年人健康寿命的状况，甚至也可以在一定程度上反映出中国老年人健康寿命的某些规律，比如，女性预期寿命和健康预期寿命均高于男性，而健康寿命的比例则男性高于女性，但目前很难给出中国人口健康寿命的公认结果。

鉴于此，本章采用人口学、社会学和老年学普遍使用的日常生活自理能力（ADLs）作为健康评价标准，利用最近两期CLHLS数据，基于前文所构建的分段常数Markov过程构建状态可转移概率模型，既使研究结果具有更高可比性，又提高精度。其中至少面临两个挑战，一是尽管CLHLS是三年期纵贯调查，仍需获知年度转移概率矩阵，对此我们借助转移强度并假设三年内年度转移强度为常数，利用转移强度和转移概率的关系进行计算；二是尽管缺乏大跨度的纵贯调查数据，但仍需估计多年度转移概率矩阵，我们尝试利用截面数据中年龄队列矩阵错位相乘的方法加以克服。

第二节　研究数据和研究方法

一、研究数据

本章数据来源于北京大学 CLHLS（2014 年与 2017 年）项目。CLHLS 为始于 1998 年的三年期纵贯调查项目，目前已开展七次。本文使用 2014 年和 2017 年的两次调查数据，并以 2014 年为基础组。调查对象为 65 岁及以上人群，删除重要信息缺失和失去追踪样本，最终样本量为 8 945，其中女性占比 52%，农村占比 51%，样本平均年龄为 74.62 岁。同时，本文还使用 2005 年与 2008 年数据并将样本分为东部、西部和中部三个区域考察健康的时空变化。

将使用的日常生活自理能力（ADLs）作为健康评价标准，为简化模型，本章根据 ADLs 完成情况分为三种健康状态，全部六项活动均能独立完成视为健康（状态 1），有一项或大于一项不能独立完成视为不健康（状态 2），还有死亡（状态 3）共有三种状态，其中状态 1 和状态 2 为可转移状态，即健康可转为不健康，不健康也可恢复健康；状态 3 为吸收状态，存在四种可能的状态转移情况，如图 4.1。

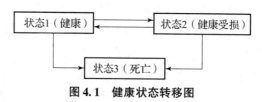

图 4.1　健康状态转移图

二、寿命与健康寿命估计方法

三种状态健康转移概率矩阵 $P(x,t)$ 构建方法和第三章四状态模型类似，在此不再赘述。基于所建立的转移概率矩阵 $P(x,t)$，根据精算理论推导寿命

LE 和健康寿命 HLE 的表达式，其中已经出现过的符号意义同前面章节。

x 岁初始状态为 i 的人群未来寿命为：$LE = \sum_{t=1}^{T-x} {}_t s_x^i$，${}_t s_x$ 表示 x 岁人群在 $(x+t)$ 岁时仍生存的概率，${}_t s_x^i = {}_t p_x^{i1} + {}_t p_x^{i2}$，${}_t p_x^{i1}$、${}_t p_x^{i2}$ 分别来自 $P(x,t)$ 中对应的值，T 为最高寿命。由于 x 岁群体中包括不同初始状态，因此预期寿命来自不同状态下预期寿命的加权平均。设权重为行向量 $w_x = [w_x^1 \ w_x^2 \ 0]$，表示状态 1 和状态 2 在 x 岁群体中的占比，将状态 1 和状态 2 的生存概率写成列向量 ${}_t s_x = [{}_t s_x^1, {}_t s_x^2]'$，则 x 岁群体的预期寿命：

$$LE = \sum_{t=1}^{T-x} w_{x+t-1} \, {}_t s_x \tag{4.1}$$

将健康向量 ${}_t p_x^{\cdot 1}$ 代替式（4.1）中的生存向量 ${}_t s_x$，即得健康预期寿命：

$$HLE = \sum_{t=1}^{T-x} w_{x+t-1} \, {}_t p_x^{\cdot 1} \tag{4.2}$$

式（4.1）和式（4.2）中，权重向量 w_{x+t-1} 来自同一年龄处于不同状态的人数比例，${}_t s_x$、${}_t p_x^{\cdot 1}$ 是转移矩阵 $P(x,t)$ 中对应的列向量。

以上公式虽表达方便但计算相对复杂，这也正是 Markov 过程有理论优势但应用较少的原因之一，为此本章计算过程设计如表 4.1。

表 4.1 计算过程设计

年龄	进展年 t						健康寿命 (HLE)
	1	2	3	…	$T-x-1$	$T-x$	
x	$P(x,1)$	$P(x,2)$	$P(x,3)$	…	$P(x,T-x-1)$	$P(x,T-x)$	
	w_x	w_{x+1}	w_{x+2}	…	w_{T-2}	w_{T-1}	
	$w_{x1}p_x^{\cdot1}$	$w_{x+12}p_x^{\cdot1}$	$w_{x+23}p_x^{\cdot1}$	…	$w_{T-2\,T-x-1}p_x^{\cdot1}$	$w_{T-1\,T-x}p_x^{\cdot1}$	$\sum_{k=0}^{T-x-1}w_{x+k\,k+1}p_x^{\cdot1}$
$x+1$	$P(x+1,1)$	$P(x+1,2)$	$P(x+1,3)$	…	$P(x+1,T-x-1)$		
	w_{x+1}	w_{x+2}	w_{x+3}		w_{T-1}		
	$w_{x+1}p_{x+1}^{\cdot1}$	$w_{x+22}p_{x+1}^{\cdot1}$	$w_{x+33}p_{x+1}^{\cdot1}$	…	$w_{T-1\,T-x-1}p_{x+1}^{\cdot1}$	$\sum_{k=0}^{T-x-1}w_{x+k\,k+1}p_{x+1}^{\cdot1}$	
…	…	…	…				

| 年龄 | 进展年 t | | | | | | 健康寿命 |
	1	2	3	…	$T-x-1$	$T-x$	（HLE）
$T-2$	$\boldsymbol{P}(T-2,1)$	$\boldsymbol{P}(T-2,2)$					
	w_{T-2}	w_{T-1}					
	$w_{T-2\,1}p_{T-2}^1$	$w_{T-1\,2}p_{T-2}^1$	$\sum_{k=0}^{1} w_{T-2+k\,k+1}\,p_{T-2}^1$				
$T-1$	$\boldsymbol{P}(T-1,1)$						
	w_{T-1}						
	$w_{T-1\,1}p_{T-1}^1$	$w_{T-1\,1}p_{T-1}^1$					

注：①计算由左到右、由上而下进行；②T 代表最高寿命，w_{x+k} 表示 $(x+k)$ 岁人群中不同健康状态所占比例；③第一列 $\boldsymbol{P}(x+k,1)$ 根据跟踪样本健康变化得到，其他列中矩阵依据 $\boldsymbol{P}(x,t) = \prod_{i=0}^{i-1} \boldsymbol{P}(x+i,1)$ 计算；④将其中健康概率向量 $\boldsymbol{P}$ 换为存活向量 $\boldsymbol{S}$ 即可求得寿命值，存活向量 $\boldsymbol{S}_{x+k} = \boldsymbol{P}_{x+k}^1 + \boldsymbol{P}_{x+k}^2$ 来自对应矩阵。

第三节　计算结果

一、健康转移概率矩阵

在计算之前，首先将样本按年龄和性别分组。为了提高健康寿命计算结果的精准度，同时兼顾计算的便利性，本章以 3 个年龄为一组代替了通常采用的 5 年为一组的方法。首先根据状态界定标准，将每组个体划分为不同状态并追踪其期末时状态变化，计算期末所在状态人数占期初人数比例并将此作为初始转移概率，不同初始状态的转移情况形成转移矩阵。本章数据 CLHLS 为三年期调查项目，所以首先得到三年期转移概率矩阵 $\boldsymbol{P}(x+k,3)$，如表4.2。65~67 岁的健康（状态 1）男性老人 3 年后身体健康（状态 1）、不健康（状态 2）和死亡（状态 3）的概率分别为 0.917、0.044 和 0.039，其他数据含义相同。不同区域 2005 年到 2008 年、2014 年到 2017 年的转移概率矩阵见本章附录1。然后假设三年期内转移强度相同（Yue，2012；Pitacco，

2014）计算一年期 $P(x+k,1)$ 和 t 年期转移概率矩阵 $P(x,t)$（篇幅所限矩阵未呈现，备索）。

表 4.2 三年期转移概率矩阵

年龄	男性				女性			
	状态	1	2	3	状态	1	2	3
65~67	1	0.917	0.044	0.039	1	0.925	0.057	0.019
	2	0.667	0.303	0.030	2	0.633	0.333	0.033
	3	0	0	1	3	0	0	1
68~70	1	0.881	0.058	0.061	1	0.888	0.085	0.027
	2	0.500	0.444	0.056	2	0.625	0.313	0.063
	3	0	0	1	3	0	0	1
71~73	1	0.862	0.047	0.091	1	0.873	0.094	0.033
	2	0.240	0.390	0.370	2	0.241	0.621	0.138
	3	0	0	1	3	0	0	1
74~76	1	0.808	0.098	0.095	1	0.807	0.091	0.102
	2	0.233	0.400	0.367	2	0.400	0.400	0.200
	3	0	0	1	3	0	0	1
77~79	1	0.779	0.112	0.109	1	0.765	0.108	0.127
	2	0.167	0.433	0.400	2	0.324	0.382	0.294
	3	0	0	1	3	0	0	1
80~82	1	0.707	0.109	0.184	1	0.729	0.136	0.136
	2	0.125	0.325	0.550	2	0.216	0.392	0.392
	3	0	0	1	3	0	0	1
83~85	1	0.636	0.129	0.235	1	0.667	0.170	0.164
	2	0.163	0.288	0.550	2	0.254	0.358	0.388
	3	0	0	1	3	0	0	1

年龄	男性				女性			
	状态	1	2	3	状态	1	2	3
86~88	1	0.533	0.169	0.298	1	0.582	0.175	0.243
	2	0.253	0.215	0.532	2	0.114	0.443	0.443
	3	0	0	1	3	0	0	1
89~91	1	0.456	0.156	0.388	1	0.447	0.254	0.299
	2	0.128	0.213	0.660	2	0.122	0.252	0.626
	3	0	0	1	3	0	0	1
92+	1	0.305	0.204	0.491	1	0.335	0.232	0.433
	2	0.042	0.247	0.711	2	0.069	0.286	0.645
	3	0	0	1	3	0	0	1

注：数据来源于本书作者计算。

为直观反映老年健康变化，本章计算了递进健康率和生存率，以 65～67 岁年龄组为例考察其未来健康变化情况，即递进健康率 $_tp_x = \prod_{i=1}^{t} w_{x+i} P_{x+i}^1$ 和递进生存率 $_ts_x = \prod_{i=1}^{t} w_{x+i} s_{x+i}^1$，其中，递进率来自同一年龄不同状态人群健康变化的加权平均，将 65～67 岁作为存活基数（令生存率为 1），相对这一基数的健康变化轨迹如图 4.2，其中颜色深者为生存率，颜色浅者为健康率，两者之

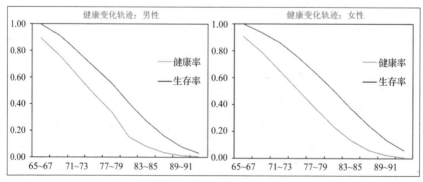

图 4.2　健康变化轨迹

差即为不健康概率。由图 4.2 可知，女性老人在各年龄上的生存率和健康率均大于男性，同时女性不健康的概率也大于男性，说明女性存活率较高但整体健康状况并不很好，该结论与学者乔晓春和胡英（2017）的研究结论一致。另外，健康率和生存率均随年龄呈平稳下降趋势，但男性健康概率在 77~82 岁有快速下降趋势，不健康概率的绝对值及占比都有较大的增加，说明这个年龄段是男性发病的关键期，同时也是预防工作的关键期。

二、寿命、健康寿命和不健康寿命

按年龄和性别计算的老年健康数据如表 4.3，65~67 岁男性老人剩余寿命为 13.83 年，其中健康时间为 11.85 年，不健康时间为 1.98 年。女性老人对应数据分别为 15.74、13.25 和 2.49 年。该结果与学者乔晓春和胡英（2017）的计算结果（男性健康余寿 12.62，女性 13.73）及学者杜鹏和李强（2006）的结果（男性健康余寿 12.05、女性 13.65）非常接近。另外，从性别对比来看，女性老人寿命和健康寿命均高于男性，同时女性的不健康寿命也明显高于男性，女性长寿未必健康的结论与前文的健康变化轨迹性别差异也是一致的。

表 4.3　寿命、健康寿命和不健康寿命

性别	状态	年龄									
		65~67	68~70	71~73	74~76	77~79	80~82	83~85	86~88	89~91	92+
男性	寿命	13.83	11.71	9.75	8.16	6.60	5.09	3.92	2.94	2.01	1.15
	健康寿命	11.85	9.76	7.94	6.35	4.86	3.43	2.88	2.04	1.29	0.66
	不健康寿命	1.98	1.95	1.81	1.81	1.74	1.66	1.04	0.90	0.72	0.49
女性	寿命	15.74	13.50	11.39	9.37	7.69	6.12	4.71	3.49	2.33	1.28
	健康寿命	13.25	11.17	9.19	7.40	5.81	4.36	3.18	2.15	1.35	0.67
	不健康寿命	2.49	2.33	2.20	1.97	1.88	1.76	1.53	1.34	0.98	0.61

三、健康变化模式

健康模式既指健康寿命占比随年龄的变化，也指与过去相比增加的寿命中健康寿命和不健康寿命的比例。图 4.3 为健康寿命占比随年龄的变化，可以看出除个别年龄外健康寿命占比逐渐下降而不健康寿命占比上升，说明老年健康并未与长寿同步，余寿中更多的时间属于不健康状态，中国老年健康模式属于残障期扩张模式，尤其是女性老人，除个别年龄外其健康寿命占比均低于男性，符合 Zeng 等人（2017）提出的女性老人寿命长但健康状况差的"健康存活悖论"。另外，女性健康余寿占比连续下降、而男性以 83 ~ 85 岁为断点呈分段特征，这一现象可从图 4.3 男性健康变化规律中得到解释，即男性在 77 ~ 82 岁健康状况较差导致死亡率较大，在跨越了这一年龄段的"死亡筛选"之后，健康状况反而有所提升。

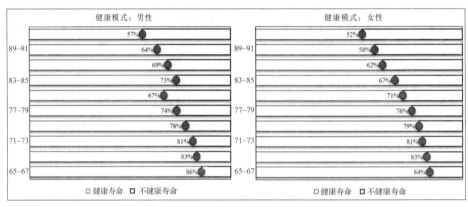

图 4.3　健康寿命占比随年龄的变化

表 4.4 和图 4.3 为相对于 2005 年中国老人的健康变化情况，表 4.4 显示各年龄段上老人寿命、健康寿命和不健康寿命均有所上升，但不健康寿命的增长量均不同程度地大于健康寿命，图 4.4 更直观地展示了增长的寿命中健康寿命和不健康寿命的占比，从中可以看出，大部分年龄中不健康寿命的占比大于 50% ，尤其是男性低龄老人（83 岁之前），不健康寿命占比尤其突出，可能的原因是医疗技术水平提高了老人带病存活的概率，但在高龄期医疗技术的作用逐渐减弱，人类生存更多的是依靠自然选择，尽管如此，所增加的寿命中仍然主要是不健康寿命，这一发现与学者曾毅等（2007）关于高龄老人躯体功能残障比例显著增长的"胜利的成本"结论一致，同时与学者宋靓珺和杨玲（2020）先残障期压缩后扩张的动态均衡的结论存在一定差异。

表 4.4　相对于 2005 年老年人健康状况变化

性别	状态	年龄									
		65～67	68～70	71～73	74～76	77～79	80～82	83～85	86～88	89～91	92＋
男性	寿命变化	1.25	1.61	1.27	1.63	1.42	1.13	1.01	0.6	0.31	0.24
	健康寿命变化	0.46	0.38	0.33	0.43	0.32	0.52	0.39	0.26	0.17	0.07
	不健康寿命变化	0.79	1.23	0.94	1.20	1.1	0.61	0.62	0.34	0.14	0.17
女性	寿命变化	3.02	2.37	2.12	1.57	1.63	1.25	1.33	0.78	0.35	0.30
	健康寿命变化	1.02	0.99	0.78	0.69	0.54	0.52	0.66	0.33	0.07	0.09
	不健康寿命变化	2.00	1.38	1.34	0.88	1.09	0.73	0.67	0.45	0.28	0.21

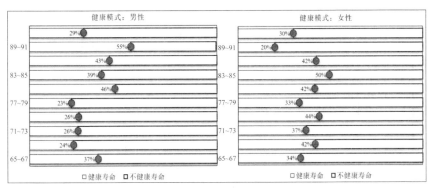

图 4.4　增长的健康寿命与不健康寿命之比

四、健康区域差异

中国是一个地域辽阔、社会经济和医疗技术等发展不均衡的国家，那么这种差异是否会体现在老人健康状况上？表 4.5 提供了东部、中部和西部地区老年健康状况的计算结果，表 4.6 对结果进行了非参数秩检验，图 4.5 直观展示了区域差异，表 4.7 给出了健康状况的变动情况。

表4.5 不同区域老年健康状况

性别	状态	区域	65~67	68~70	71~73	74~76	77~79	80~82	83~85	86~88	89~91	92+
男性	寿命	东部	15.7	13.05	11.25	10.16	7.9	5.75	4.39	3.07	2.22	1.21
		中部	13.94	12.91	10.42	8.41	7.12	5.67	4.44	3.28	1.83	1.26
		西部	13.89	13.04	10.83	8.94	7.43	5.78	4.59	3.89	2.39	1.38
	健康寿命	东部	12.61	10.42	9.17	7.5	5.56	4.29	2.95	2.01	1.24	0.55
		中部	12.52	10.97	8.35	6.52	5.5	4.09	3.19	2.14	1.09	0.67
		西部	11.56	11.17	8.89	7.1	5.89	4.22	3.63	2.8	1.63	0.75
	不健康寿命	东部	3.09	2.63	2.08	2.66	2.34	1.46	1.44	1.06	0.98	0.66
		中部	1.42	1.94	2.07	1.89	1.62	1.58	1.25	1.14	0.74	0.59
		西部	2.33	1.87	1.94	1.84	1.54	1.56	0.96	1.09	0.76	0.63
	健康寿命占比	东部	0.80	0.80	0.82	0.74	0.70	0.75	0.67	0.65	0.56	0.45
		中部	0.90	0.85	0.80	0.78	0.77	0.72	0.72	0.65	0.60	0.53
		西部	0.83	0.86	0.82	0.79	0.79	0.73	0.79	0.72	0.68	0.54

年龄

续表

性别	状态	区域	65~67	68~70	71~73	74~76	77~79	80~82	83~85	86~88	89~91	92+
女性	寿命	东部	19.08	16.08	13.83	11.33	9.27	7.75	6.29	4.43	2.55	1.47
		中部	13.74	12.54	11.61	9.31	7.52	6.69	5.15	3.56	2.27	1.40
		西部	14.89	14.65	12.07	9.51	8.38	6.53	5.16	4.02	2.75	1.33
	健康寿命	东部	15.13	12.36	10.46	8.19	6.26	4.9	3.78	2.38	1.41	0.6
		中部	12.70	11.15	9.59	7.31	5.75	4.75	3.42	2.09	1.25	0.70
		西部	13.21	12.63	10.19	7.52	6.12	4.58	3.37	2.4	1.27	0.66
	不健康寿命	东部	3.95	3.72	3.37	3.14	3.01	2.85	2.51	2.05	1.14	0.87
		中部	1.04	1.39	2.02	2.00	1.77	1.94	1.73	1.47	1.02	0.70
		西部	1.68	2.02	1.88	1.99	2.26	1.95	1.79	1.62	1.48	0.67
	健康寿命占比	东部	0.79	0.77	0.76	0.72	0.68	0.63	0.60	0.54	0.55	0.41
		中部	0.92	0.89	0.83	0.79	0.76	0.71	0.66	0.59	0.55	0.50
		西部	0.89	0.86	0.84	0.79	0.73	0.70	0.65	0.60	0.46	0.50

年龄

基于表 4.5 的数据，东部、中部、西部非参数秩检验[c]如表 4.6。

表 4.6　不同区域的非参数秩检验[c]

状态	检验值	男性			女性		
		东—西	中—西	东—中	东—西	中—西	东—中
寿命	Z 值	− 1.99[a]	− 0.56[a]	− 2.70[b]	− 2.80[a]	− 2.60[a]	− 2.30[b]
	渐近显著性	0.05	0.58	0.01	0.01	0.01	0.02
健康寿命	Z 值	− 0.56[a]	− 0.76[b]	− 1.79[b]	− 2.60[a]	− 1.99[a]	− 1.99[b]
	渐近显著性	0.58	0.44	0.07	0.01	0.05	0.05
不健康寿命	Z 值	− 2.09[a]	− 2.35[a]	− 1.33[a]	− 2.80[a]	− 2.56[b]	− 1.84[b]
	渐近显著性	0.04	0.02	0.19	0.01	0.01	0.06

注：a 表示基于正秩，b 表示基于负秩，c 表示带符号秩检验。

结合表 4.5 和图 4.5，首先观察寿命差异，东部地区低龄男性老人（80～82 岁之前）寿命最长，西部高龄男性老人寿命占优，中部老人寿命始终最低；而东部女性老人寿命几乎在各个年龄段都是最高，而中部和西部的女性寿命不存在显著差异（如表 4.6 中的检验结果）。东部地区大多数情况下老人寿命总是占优可从东部社会经济和医疗卫生条件占优从而存活率高得到解释，西部高龄老人寿命占优或许因为高龄期外在医疗干预有效性降低、而生存率更多依靠自然性筛选。然后比较健康寿命，整个年龄组来看男性健康寿命不存在显著区域差异（如表 4.6 中的检验结果），而女性健康寿命东部地区最优，西部次之，中部最低。东部男性占优的预期寿命和无差异的健康寿命使得不健康寿命最长，东部女性虽然拥有最长的寿命和健康寿命，但不健康寿命也最长，因此东部地区未来的医疗卫生需求和养老服务负担最大。个体视角的健康模式各地区具有共性，健康寿命占比均随年龄下降而不健康寿命占比随之上升，表现为残障扩张模式，该结论与前面以总体为研究对象的结果一致；最后对比各地区健康变化如表 4.7，总体来看与 2005 年相比，除了个别年龄组外各地区寿命和健康寿命均有不同程度提高，但健康改善的速度不及寿命延长的速度，所增加的更多的是不健康寿命，尤其东部和西部女性因寿命增长较多导致不健康寿命增长显著。综上，无论从个体视角，还是从时间趋势来看，各地区老人健康均属于残障扩张模式，

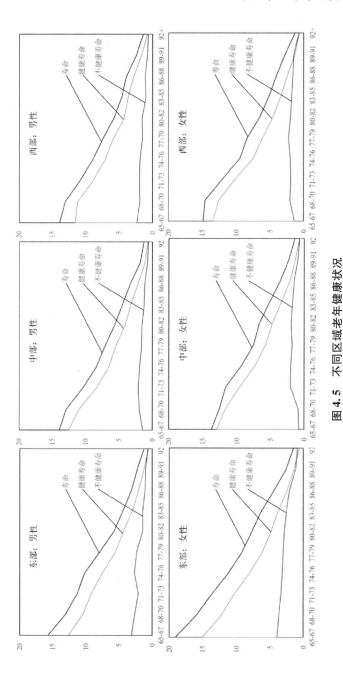

图 4.5　不同区域老年健康状况

表 4.7 不同区域老年健康变化

性别	状态	区域	65~67	68~70	71~73	74~76	77~79	80~82	83~85	86~88	89~91	92+
男性	寿命变化	东部	1.06	0.55	0.85	1.95	1.46	0.69	0.57	0.46	0.34	0.20
		中部	1.67	1.37	1.32	1.47	1.23	1.17	1.23	0.7	0.32	0.31
		西部	1.49	1.47	1.36	1.53	1.49	1.4	0.94	0.63	0.26	0.22
	健康寿命变化	东部	-0.14	-0.21	0.28	0.67	0.29	0.34	0.25	0.20	0.18	0.09
		中部	0.98	0.92	0.55	0.49	0.57	0.55	0.57	0.18	0.15	0.08
		西部	1.01	0.79	0.61	0.41	0.58	0.52	0.48	0.42	0.14	-0.06
	不健康寿命变化	东部	1.20	0.76	0.57	1.28	1.17	0.35	0.32	0.26	0.16	0.11
		中部	0.69	0.45	0.77	0.98	0.66	0.62	0.66	0.52	0.17	0.23
		西部	0.48	0.68	0.75	1.12	0.91	0.88	0.46	0.21	0.12	0.28
女性	寿命变化	东部	3.45	2.54	2.35	2.01	1.78	1.43	1.69	1.17	0.65	0.39
		中部	1.84	1.60	1.36	0.99	0.68	0.86	1.07	0.61	0.18	0.26
		西部	1.95	2.07	1.49	1.17	1.31	1.18	0.78	0.69	0.65	0.18

年龄

续表

性别	状态	区域	年龄										
			65~67	68~70	71~73	74~76	77~79	80~82	83~85	86~88	89~91	92+
女性	健康寿命变化	东部	1.17	0.83	0.98	0.81	0.57	0.67	0.78	0.49	0.21	0.15
		中部	0.41	0.78	0.69	0.14	0.20	0.41	0.46	0.32	0.07	0.14
		西部	0.56	1.01	0.79	0.12	0.51	0.39	0.13	-0.16	-0.27	-0.07
	不健康寿命变化	东部	2.28	1.71	1.37	1.2	1.21	0.76	0.91	0.68	0.44	0.24
		中部	1.43	0.82	0.67	0.85	0.48	0.45	0.61	0.29	0.11	0.12
		西部	1.39	1.06	0.70	1.05	0.80	0.79	0.65	0.85	0.92	0.25

注:其中负值表明与 2005 年相比不增反降。

该结论与张文娟和杜鹏（2009）中西部残障期扩张而东部残障期压缩的结论有一定差异。不过本章仅仅给出了健康差异的事实，至于差异的原因需要更详细的逻辑论证。

第四节　有效性验证

为评估模型有效性我们进行了简单验证，由于相关研究不多、健康界定标准存在差异，无法找到能够直接对比的方案，考虑到本书用同样方法计算了存活率和预期寿命，而存活率和预期寿命的界定不存在争议且能找到对照组，本章以此为指标开展测试，首先利用外部数据和沙利文方法计算递进存活率和预期寿命并作为对照组，然后与本章估计值进行比较，如果两者结果一致或符合预期，则认为模型有效。其中，对照组数据选择遵循权威、量大、精确性高、可预期准则，最终采用中国人口与就业统计年鉴数据、中国保险业经验生命表非养老业务一表、中国保险业经验生命表养老业务三种数据，由于最新的保险业经验生命表为 2013 年，所以统计年鉴数据也选择 2013 年。根据所选数据特征可以预期，统计年鉴数据和本章数据具有类似随机特征，所以两者估计值不应存在大的差异；经验生命表非养老业务主要是纯保障型险种，所包含的长寿风险较低，可预期其生存率和预期寿命不高，但并不具备和本章估计存在显著差异的基础；经验生命表中的养老业务主要是长寿风险比较高的养老型险种，所以可预期其生存率及预期寿命最高。本章的递进存活率及预期寿命计算方法如前文所述，对照组采用沙利文方法，结果如图 4.6 和图 4.7 所示。

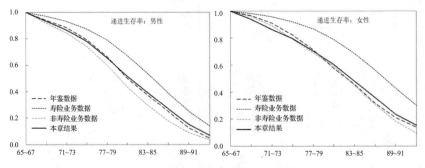

图 4.6　不同数据源计算的递进生存率验证

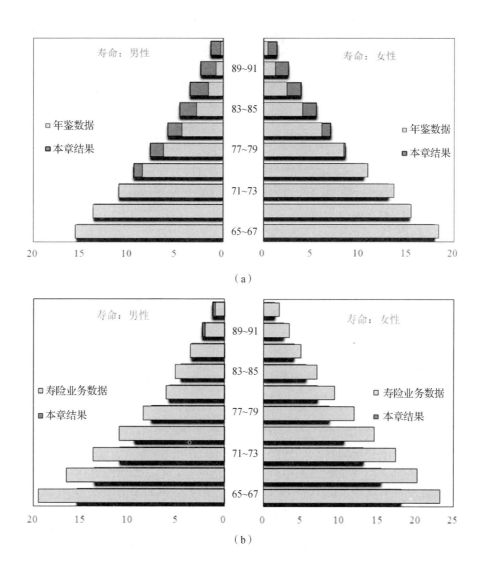

（a）

（b）

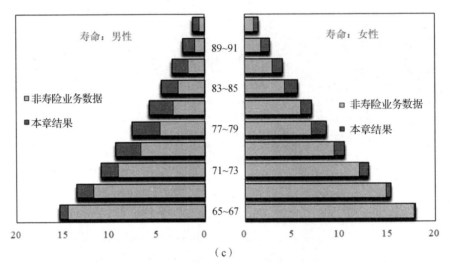

（c）

图 4.7　不同数据源计算的预期寿命验证

（a）和年鉴数据计算的结果对比；

（b）和寿险业务数据计算的结果对比；

（c）和非寿险业务数据计算的结果对比

　　从图 4.6 可以看出，由保险业经验生命表养老业务数据估计的递进生存率总是最大的，尤其是女性生存率具有显著优势，本章估计值总体上看不低于其他两个对照组但差异并不显著，该结果是符合预期的，因为养老业务的参保对象是经过筛选的健康达标的标准体，同时因为是养老业务，存在健康状况越好越愿意投保的逆选择问题，双向叠加使其递进生存率远高于其他。本章结果不低于其他两种，其原因可能在于样本选择效应。样本选择效应指因健康状况差的人群更易失去追踪或无法被调查，致使样本中的群体健康状况偏高，但若数量不大，其影响并不显著。另外，女性存活率大于男性及递进存活率曲线随年龄递减但递减趋势不增等特征，均符合理论预期。

　　根据图 4.7，首先对比本章估计值和统计年鉴估计值，总体来看统计年鉴估计值在低龄老年期略高，但在高龄老年期则相反，其可能原因是本章追踪数据的样本筛选效应在高龄期尤其明显的结果。然后与养老业务数据估计值相比，本章估计值在各年龄段的预期寿命都显著较低，显然符合养老业务长寿风险的特征。最后对比非寿险业务估计值，两者结果相当，但本章估计值略大，其原因除了与本章样本选择效应有关外，或许与非养老业务的低长寿风险特征有关，但现有的分析无法提供因果关系的结论。综合来看，本章估计值与统计年鉴结果相当、小于养老业务数据结果、略大于非养老业务结果，该大小关系符合养老业务长寿风险大、非养老业务长寿风险小，而统计年鉴和本章数据具有相似随机特征的理论预期，结论的合理性说明本章的方法能够反映老年健康变化特征，从而模型的有效性得到了支持。生存递进率与预期寿命验证见本章附录2、附录3。

第五节　结论与讨论

本章结合中国老年健康跟踪调查数据，基于 Markov 过程提出一种新的方法构建状态可转移模型，在计算出老人健康转移概率矩阵的基础上，分年龄和性别估计寿命和健康寿命并对健康模式及区域差异进行验证。研究发现，中国老年健康属于残障期扩张模式，低龄老人余寿中有较高比例处于健康状态但该比例随年龄递减，寿命越长不健康寿命占比越大；与 2005 年相比，老人寿命和健康寿命均有提高，但健康寿命的改善速率未能匹配寿命增长速率，导致延长的生命中更多的是不健康寿命。老人寿命和健康寿命具有地区差异，东部老人寿命最长但健康寿命并不占优导致不健康寿命最长，但健康模式各地区具有共性，均表现为残障期扩张的健康模式。

与以往健康寿命的估计相比，本章模型放松健康状态均为吸收态的静态假设，考虑身体状态转移的可能构建动态转移概率矩阵，针对健康纵贯数据不充分的问题采用了分段常数 Markov 过程和队列错位相乘方法加以解决。本章估计的递进生存率及预期寿命与对照组估计值的大小关系符合理论预期，支持了模型的有效性。本章方法为同类问题的研究提供可对比方案，同时模型具有较大扩展和适用性，比如用来估计未来失能人口规模、失能时间及长期照护费用；或考察不同教育程度、收入水平或社会地位的老年健康的异质性，尤其适用于个体信息不很丰富且追踪调查跨度不大的情况。

本章所构建的方法对有限数据下研究老年健康动态变化提供新的思路，丰富和补充了与健康寿命相关的研究文献，提供了与传统精算方法进行比较的方案。同时，本章的研究结果可以为中国老龄社会背景下公共政策评估和讨论提供参考。第一，本章的老年人寿命和健康寿命数据为中国政府逐步延长职工退休年龄的政策提供客观基础。先前的研究表明健康是个人决策退休决策的重要因素（Giles，Lei，Wang et al.，2015），本章结果显示低龄老人余寿中仍有 80% 左右处于健康状态，且男性和女性比例相似，该结果说明低龄老人具有参与劳动市场的潜力，延长退休并为健康活跃的老人提供工作机会具有可行性和必要性。另外，不同区域老年健康虽有差异但老年低龄期并不显著，因此分区域的退休年龄政策未必必要。第二，不同区域寿命、健康寿命和不健康寿命的估计值有助于评估卫生保健和长期护理服务需求的区域差异，尤其在未来健康服务相关需求保持较高水平下，政府也在积极寻求其他方案以分担健康费用的负担，本章的研究可以为包括私人健康保险、私人长期护理保险和反向抵押贷款等产品在内的私人退休金融产品的开发提供数据基础。第三，残障期扩张模式表明增龄趋势下老人健康改善程度并未匹配寿命的增长速率导致生命质量有所下降，因此政府在制定公共健康政策时既要考察生命的长度，更要关注老年群体健康水平这一根本问题，在大力发展老龄健康服务项目的同时，更要着力于研究如何更加有效地改善寿命延长以后老年人群健康水平的科学途径，努力实施高效的个体化健康干预方案，逐步实现健康且长寿的健康老龄中国梦。

附录 1

转移概率矩阵（2005—2008 年）：总体

年龄	男性				女性			
	状态	1	2	3	状态	1	2	3
65~67	1	0.907	0.014	0.079	1	0.907	0.023	0.071
	2	0.727	0.182	0.091	2	0.429	0.143	0.429
	3	0	0	1	3	0	0	1
68~70	1	0.907	0.023	0.069	1	0.900	0.029	0.071
	2	0.588	0.118	0.294	2	0.250	0.625	0.125
	3	0	0	1	3	0	0	1

续表

年龄	男性				女性			
	状态	1	2	3	状态	1	2	3
71~73	1	0.829	0.033	0.139	1	0.868	0.037	0.096
	2	0.391	0.174	0.435	2	0.375	0.250	0.375
	3	0	0	1	3	0	0	1
74~76	1	0.813	0.042	0.145	1	0.863	0.038	0.099
	2	0.304	0.304	0.391	2	0.387	0.226	0.387
	3	0	0	1	3	0	0	1
77~79	1	0.792	0.057	0.151	1	0.796	0.068	0.136
	2	0.143	0.343	0.514	2	0.441	0.265	0.294
	3	0	0	1	3	0	0	1
80~82	1	0.706	0.065	0.229	1	0.742	0.092	0.166
	2	0.116	0.239	0.645	2	0.186	0.357	0.457
	3	0	0	1	3	0	0	1
83~85	1	0.591	0.055	0.353	1	0.635	0.082	0.284
	2	0.104	0.200	0.696	2	0.111	0.308	0.581
	3	0	0	1	3	0	0	1
86~88	1	0.476	0.083	0.442	1	0.540	0.145	0.315
	2	0.091	0.211	0.698	2	0.134	0.227	0.639
	3	0	0	1	3	0	0	1
89~91	1	0.411	0.106	0.482	1	0.430	0.141	0.430
	2	0.083	0.102	0.815	2	0.084	0.078	0.838
	3	0	0	1	3	0	0	1

年龄		男性				女性		
	状态	1	2	3	状态	1	2	3
92 +	1	0.308	0.123	0.569	1	0.386	0.166	0.448
	2	0.047	0.126	0.827	2	0.049	0.089	0.862
	3	0	0	1	3	0	0	1

转移概率矩阵（2005—2008 年）：东部

年龄		男性				女性		
	状态	1	2	3	状态	1	2	3
65～67	1	0.909	0.006	0.084	1	0.948	0.007	0.045
	2	0.750	0.250	0.000	2	0.650	0.250	0.100
	3	0	0	1	3	0	0	1
68～70	1	0.912	0.034	0.054	1	0.905	0.015	0.080
	2	0.400	0.200	0.400	2	0.500	0.250	0.250
	3	0	0	1	3	0	0	1
71～73	1	0.824	0.046	0.131	1	0.883	0.036	0.080
	2	0.250	0.250	0.500	2	0.400	0.200	0.400
	3	0	0	1	3	0	0	1
74～76	1	0.801	0.048	0.151	1	0.911	0.019	0.070
	2	0.143	0.571	0.286	2	0.430	0.100	0.470
	3	0	0	1	3	0	0	1
77～79	1	0.817	0.063	0.120	1	0.813	0.081	0.106
	2	0.200	0.333	0.467	2	0.336	0.182	0.482
	3	0	0	1	3	0	0	1

年龄	男性				女性			
	状态	1	2	3	状态	1	2	3
80~82	1	0.734	0.064	0.202	1	0.792	0.085	0.123
	2	0.375	0.000	0.625	2	0.312	0.471	0.218
	3	0	0	1	3	0	0	1
83~85	1	0.577	0.063	0.359	1	0.667	0.078	0.256
	2	0.233	0.233	0.533	2	0.188	0.250	0.563
	3	0	0	1	3	0	0	1
86~88	1	0.517	0.067	0.417	1	0.564	0.160	0.276
	2	0.155	0.247	0.598	2	0.164	0.246	0.589
	3	0	0	1	3	0	0	1
89~91	1	0.398	0.088	0.514	1	0.461	0.152	0.388
	2	0.076	0.198	0.725	2	0.080	0.269	0.651
	3	0	0	1	3	0	0	1
92+	1	0.387	0.134	0.479	1	0.310	0.214	0.476
	2	0.033	0.081	0.886	2	0.028	0.176	0.795
	3	0	0	1	3	0	0	1

转移概率矩阵（2005—2008 年）：中部

年龄	男性				女性			
	状态	1	2	3	状态	1	2	3
65~67	1	0.932	0.000	0.068	1	0.882	0.022	0.097
	2	0.700	0.250	0.050	2	0.580	0.320	0.100
	3	0	0	1	3	0	0	1
68~70	1	0.818	0.113	0.069	1	0.828	0.057	0.115
	2	0.456	0.250	0.294	2	0.542	0.301	0.157
	3	0	0	1	3	0	0	1

年龄	男性				女性			
	状态	1	2	3	状态	1	2	3
71~73	1	0.810	0.024	0.167	1	0.855	0.026	0.118
	2	0.450	0.300	0.250	2	0.400	0.350	0.250
	3	0	0	1	3	0	0	1
74~76	1	0.805	0.024	0.171	1	0.840	0.053	0.107
	2	0.400	0.250	0.350	2	0.371	0.243	0.386
	3	0	0	1	3	0	0	1
77~79	1	0.759	0.063	0.177	1	0.754	0.087	0.159
	2	0.250	0.145	0.605	2	0.191	0.299	0.510
	3	0	0	1	3	0	0	1
80~82	1	0.724	0.066	0.211	1	0.700	0.043	0.257
	2	0.200	0.400	0.400	2	0.188	0.313	0.500
	3	0	0	1	3	0	0	1
83~85	1	0.500	0.052	0.448	1	0.571	0.153	0.276
	2	0.133	0.133	0.733	2	0.150	0.300	0.550
	3	0	0	1	3	0	0	1
86~88	1	0.462	0.126	0.412	1	0.530	0.106	0.364
	2	0.186	0.190	0.624	2	0.142	0.212	0.645
	3	0	0	1	3	0	0	1
89~91	1	0.430	0.178	0.393	1	0.388	0.182	0.430
	2	0.043	0.217	0.739	2	0.038	0.211	0.751
	3	0	0	1	3	0	0	1

续表

年龄	男性				女性			
	状态	1	2	3	状态	1	2	3
92 +	1	0.211	0.127	0.662	1	0.204	0.213	0.584
	2	0.030	0.087	0.883	2	0.061	0.161	0.779
	3	0	0	1	3	0	0	1

转移概率矩阵（2005—2008 年）：西部

年龄	男性				女性			
	状态	1	2	3	状态	1	2	3
65 ~ 67	1	0.878	0.023	0.099	1	0.910	0.016	0.074
	2	0.450	0.450	0.100	2	0.530	0.380	0.090
	3	0	0	1	3	0	0	1
68 ~ 70	1	0.908	0.017	0.076	1	0.930	0.017	0.052
	2	0.340	0.520	0.124	2	0.431	0.512	0.057
	3	0	0	1	3	0	0	1
71 ~ 73	1	0.838	0.026	0.137	1	0.873	0.027	0.100
	2	0.267	0.550	0.183	2	0.310	0.570	0.120
	3	0	0	1	3	0	0	1
74 ~ 76	1	0.843	0.029	0.127	1	0.816	0.049	0.136
	2	0.107	0.567	0.326	2	0.143	0.286	0.571
	3	0	0	1	3	0	0	1
77 ~ 79	1	0.789	0.033	0.179	1	0.856	0.023	0.121
	2	0.100	0.450	0.450	2	0.200	0.350	0.450
	3	0	0	1	3	0	0	1

年龄	男性				女性			
	状态	1	2	3	状态	1	2	3
80~82	1	0.684	0.041	0.276	1	0.761	0.098	0.141
	2	0.107	0.360	0.533	2	0.190	0.200	0.610
	3	0	0	1	3	0	0	1
83~85	1	0.664	0.043	0.293	1	0.661	0.018	0.321
	2	0.088	0.288	0.625	2	0.188	0.188	0.625
	3	0	0	1	3	0	0	1
86~88	1	0.464	0.048	0.488	1	0.537	0.113	0.350
	2	0.038	0.238	0.724	2	0.042	0.167	0.792
	3	0	0	1	3	0	0	1
89~91	1	0.411	0.070	0.519	1	0.414	0.099	0.486
	2	0.031	0.183	0.786	2	0.065	0.190	0.745
	3	0	0	1	3	0	0	1
92+	1	0.294	0.092	0.613	1	0.489	0.108	0.403
	2	0.020	0.190	0.789	2	0.040	0.188	0.772
	3	0	0	1	3	0	0	1

转移概率矩阵（2014—2017 年）：东部

年龄	男性				女性			
	状态	1	2	3	状态	1	2	3
65~67	1	0.947	0.040	0.013	1	0.957	0.034	0.009
	2	0.600	0.380	0.020	2	0.620	0.320	0.060
	3	0	0	1	3	0	0	1

年龄	男性				女性			
	状态	1	2	3	状态	1	2	3
68~70	1	0.862	0.066	0.072	1	0.915	0.050	0.035
	2	0.500	0.410	0.090	2	0.480	0.427	0.093
	3	0	0	1	3	0	0	1
71~73	1	0.859	0.040	0.102	1	0.864	0.096	0.040
	2	0.375	0.425	0.200	2	0.420	0.550	0.030
	3	0	0	1	3	0	0	1
74~76	1	0.771	0.069	0.160	1	0.825	0.109	0.066
	2	0.222	0.422	0.356	2	0.320	0.586	0.094
	3	0	0	1	3	0	0	1
77~79	1	0.727	0.121	0.152	1	0.782	0.113	0.106
	2	0.231	0.462	0.308	2	0.275	0.475	0.250
	3	0	0	1	3	0	0	1
80~82	1	0.614	0.148	0.238	1	0.756	0.101	0.143
	2	0.176	0.471	0.353	2	0.167	0.389	0.444
	3	0	0	1	3	0	0	1
83~85	1	0.579	0.177	0.244	1	0.571	0.229	0.200
	2	0.150	0.300	0.550	2	0.153	0.412	0.435
	3	0	0	1	3	0	0	1
86~88	1	0.472	0.194	0.333	1	0.503	0.226	0.271
	2	0.034	0.310	0.655	2	0.158	0.395	0.447
	3	0	0	1	3	0	0	1

年龄	男性				女性			
	状态	1	2	3	状态	1	2	3
89~91	1	0.344	0.217	0.439	1	0.373	0.246	0.381
	2	0.043	0.239	0.717	2	0.081	0.261	0.658
	3	0	0	1	3	0	0	1
92+	1	0.251	0.210	0.539	1	0.262	0.221	0.517
	2	0.015	0.195	0.790	2	0.013	0.214	0.774
	3	0	0	1	3	0	0	1

转移概率矩阵（2014—2017 年）：中部

年龄	男性				女性			
	状态	1	2	3	状态	1	2	3
65~67	1	0.877	0.049	0.074	1	0.947	0.053	0.000
	2	0.510	0.430	0.060	2	0.520	0.450	0.030
	3	0	0	1	3	0	0	1
68~70	1	0.822	0.100	0.078	1	0.853	0.093	0.053
	2	0.401	0.504	0.095	2	0.400	0.500	0.100
	3	0	0	1	3	0	0	1
71~73	1	0.744	0.105	0.151	1	0.810	0.107	0.083
	2	0.350	0.350	0.300	2	0.333	0.467	0.200
	3	0	0	1	3	0	0	1
74~76	1	0.763	0.052	0.186	1	0.653	0.187	0.160
	2	0.220	0.300	0.480	2	0.267	0.400	0.333
	3	0	0	1	3	0	0	1

年龄	男性				女性			
	状态	1	2	3	状态	1	2	3
77~79	1	0.634	0.098	0.268	1	0.706	0.059	0.235
	2	0.140	0.440	0.420	2	0.154	0.333	0.513
	3	0	0	1	3	0	0	1
80~82	1	0.574	0.139	0.287	1	0.583	0.155	0.262
	2	0.100	0.270	0.630	2	0.125	0.250	0.625
	3	0	0	1	3	0	0	1
83~85	1	0.441	0.153	0.407	1	0.563	0.125	0.313
	2	0.094	0.291	0.615	2	0.131	0.308	0.562
	3	0	0	1	3	0	0	1
86~88	1	0.383	0.168	0.449	1	0.508	0.206	0.286
	2	0.082	0.218	0.700	2	0.118	0.312	0.571
	3	0	0	1	3	0	0	1
89~91	1	0.304	0.156	0.541	1	0.364	0.209	0.428
	2	0.052	0.152	0.797	2	0.078	0.211	0.711
	3	0	0	1	3	0	0	1
92+	1	0.224	0.158	0.617	1	0.215	0.234	0.552
	2	0.050	0.105	0.845	2	0.049	0.209	0.742
	3	0	0	1	3	0	0	1

转移概率矩阵（2014—2017 年）：西部

年龄	男性				女性			
	状态	1	2	3	状态	1	2	3
65 ~ 67	1	0.887	0.042	0.070	1	0.973	0.014	0.014
	2	0.500	0.450	0.050	2	0.450	0.520	0.030
	3	0	0	1	3	0	0	1
68 ~ 70	1	0.840	0.040	0.120	1	0.874	0.032	0.095
	2	0.410	0.490	0.100	2	0.360	0.630	0.010
	3	0	0	1	3	0	0	1
71 ~ 73	1	0.796	0.088	0.115	1	0.813	0.063	0.125
	2	0.320	0.510	0.170	2	0.290	0.210	0.500
	3	0	0	1	3	0	0	1
74 ~ 76	1	0.778	0.071	0.152	1	0.859	0.054	0.087
	2	0.233	0.500	0.267	2	0.241	0.373	0.386
	3	0	0	1	3	0	0	1
77 ~ 79	1	0.716	0.068	0.216	1	0.808	0.055	0.137
	2	0.117	0.433	0.450	2	0.151	0.350	0.500
	3	0	0	1	3	0	0	1
80 ~ 82	1	0.622	0.103	0.276	1	0.657	0.140	0.203
	2	0.093	0.429	0.478	2	0.100	0.375	0.525
	3	0	0	1	3	0	0	1
83 ~ 85	1	0.696	0.088	0.216	1	0.625	0.132	0.243
	2	0.073	0.250	0.677	2	0.080	0.480	0.440
	3	0	0	1	3	0	0	1

年龄	男性				女性			
	状态	1	2	3	状态	1	2	3
86~88	1	0.528	0.129	0.343	1	0.541	0.200	0.259
	2	0.054	0.177	0.769	2	0.071	0.300	0.629
	3	0	0	1	3	0	0	1
89~91	1	0.430	0.113	0.457	1	0.438	0.188	0.375
	2	0.040	0.140	0.820	2	0.041	0.191	0.768
	3	0	0	1	3	0	0	1
92+	1	0.298	0.341	0.361	1	0.309	0.162	0.529
	2	0.018	0.109	0.873	2	0.039	0.175	0.786
	3	0	0	1	3	0	0	1

附录 2　生存递进率

年龄	男性				女性			
	本章结果	年鉴数据	寿险业务数据	非寿险业务数据	本章结果	年鉴数据	寿险业务数据	非寿险业务数据
65~67	1.00	1.00	1.00	1.00	1.00	1.00	1.00	1.00
68~70	0.93	0.94	0.97	0.92	0.94	0.97	0.98	0.96
71~73	0.87	0.88	0.93	0.84	0.86	0.91	0.96	0.89
74~76	0.78	0.79	0.87	0.74	0.80	0.82	0.92	0.79
77~79	0.65	0.66	0.79	0.60	0.70	0.71	0.87	0.69
80~82	0.52	0.50	0.67	0.44	0.61	0.58	0.79	0.59
83~85	0.39	0.37	0.54	0.30	0.48	0.46	0.69	0.45

续表

年龄	男性				女性			
	本章结果	年鉴数据	寿险业务数据	非寿险业务数据	本章结果	年鉴数据	寿险业务数据	非寿险业务数据
86~88	0.27	0.25	0.39	0.18	0.36	0.32	0.56	0.31
89~91	0.15	0.12	0.25	0.09	0.24	0.21	0.43	0.19
92+	0.07	0.05	0.14	0.04	0.15	0.14	0.30	0.09

附录3　预期寿命验证

年龄	男性				女性			
	本章结果	年鉴数据	寿险业务数据	非寿险业务数据	本章结果	年鉴数据	寿险业务数据	非寿险业务数据
65~67	15.41	16.55	19.49	14.56	17.59	19.37	23.10	14.56
68~70	13.06	13.68	16.56	11.72	15.25	16.44	20.14	11.72
71~73	10.90	10.96	13.72	9.08	12.70	13.61	17.23	9.08
74~76	9.36	8.47	10.99	6.71	10.27	10.91	14.40	6.71
77~79	7.60	6.25	8.43	4.67	8.55	8.38	11.87	4.67
80~82	5.79	4.33	6.12	3.32	7.03	6.08	9.30	3.32
83~85	4.54	2.77	5.15	2.77	5.55	4.09	6.97	2.77
86~88	3.44	1.56	3.58	1.72	3.96	2.46	4.94	1.72
89~91	2.30	0.71	2.04	1.01	2.59	1.23	3.38	1.01
92+	1.27	0.21	0.99	0.55	1.41	0.43	2.01	0.55

第五章
寿命与健康寿命预测

导读：寿命与健康寿命的精确预测事关诸多公共健康政策的评估和讨论。在情景模拟所需参数缺乏高质量数据校正而传统外推预测未能考虑健康模式波动性情况下，本文基于 LC 模型建立中国老年寿命和健康寿命的动态预测模型。针对中国健康本底数据缺乏（仅 3 ~ 7 期）导致基于大样本大跨度（通常为 20 年及以上）的 LC 预测受阻，以健康差分项独立同分布为切入点推演有限数据下预测值及预测区间的表达式；结合中国老年健康影响因素跟踪调查（CLHLS）数据，分性别和年龄别预测中国老年寿命和健康寿命，并对模型有效性进行检验。结果发现，未来（至 2028 年）中国老年寿命和健康寿命均将继续增长，健康寿命的增长速度基本能够匹配寿命增长速度，不健康寿命增长的幅度相对稳定，老年健康处于动态均衡模式；从增长速度来看，与其他国家年均增长速度出现不同程度下降相比，中国在 2016—2028 年间老年健康寿命年均增长速度不低于 2007—2016 年；但从健康模式的年龄特征来看，年龄越大健康寿命占比越小，长寿未必健康，呈残障期扩张模式。

第一节　引　　言

随着人类的疾病谱从死亡率较高的急性的传染性疾病向死亡率较低的长期性的慢性疾病转型（Fries，1980），世界各国人口的预期寿命不断增长，带来了一个关键问题，即所增加的寿命是健康的寿命还是不健康的寿命，预期寿命的增加是否意味着人口整体健康状况的改善呢？如果所增加的大部分寿命是不健康的或者是处于疾病状态的，加上老年人口规模不断扩大，就会不断加重社会医疗卫生服务需求和疾病经济负担。因此，在研究人口健康状况和制定相应的医疗卫生政策时，不仅要考虑寿命的长度，即预期寿命，而且要考虑寿命的质量，即处于健康状态下的预期寿命。从 20 世纪 70 年代开始，捕捉生命长度和质量的综合性健康测量指标，即健康预期寿命（Healthy Life Expectancy）就得到了世界卫生组织、各国卫生部门以及学者的普遍关注，并成为各国（地区）健康政策理念和人口健康监测指标。美国早在 1990 年就将健康寿命纳入健康政策优先指标，欧盟在 2010 年明确提出到 2020 年健康期望寿命提高 2 岁，日本于 2012 年将健康寿命作为健康监测指标，并提出至2020 年健康寿命延长 1 岁以上。中国在 2016 年发布的《"健康中国 2030" 规划纲要》中首次将健康寿命纳入国家战略，并在 "2030 年具体实现目标" 的第一条强调 "2030 年人均预期寿命达到 79.0 岁，人均健康预期寿命显著提高" 的远景。然而，相关报告均未明确中国目前的健康寿命是多少，也没有提出至 2030 年健康寿命提高多少的具体规划目标。其中一个重要原因在于国内关于健康寿命的基础性和前瞻性研究依然薄弱，测量方法和预测模型的理解和认识依然不甚清晰，尤其是中国健康本底数据缺乏（仅 3~7 期），导致基于大样本大跨度（通常为 20 年及以上）的传统统计推断方法受阻，健康寿命规模和演变轨迹的精准把握难以开展，对其蕴藏的健康政策价值进行科学研判和深入挖掘亦存囿限。因此，尝试解决有限数据下健康寿命估计及预测过程中存在的统计推断问题，放松研究假设推导预测值及预测区间的明晰表达式，从而为中国老年健康变化趋势预测提供可选择方案。

第二节　文献综述

健康寿命的概念自 1964 年提出以来相关研究逐渐丰富，概念界定和理论框架已渐成熟，研究内容不断拓展且研究精度不断加强，其中更具可靠性和前瞻性的趋势预测和区间估计在现实催生下备受关注。综合国内外文献，健康寿命的预测主要包括统计推断和仿真模拟两种，仿真模拟包括宏观模拟和微观模拟，前者利用健康寿命和宏观环境的关系，通过对未来宏观情景（如经济、环境、社会、教育等关键因素）的模拟预测未来的健康寿命，目前不同国家已建立了各自的模拟模型，如美国的 FEM（Future Elderly Model）、澳大利亚的 NDIS（National Disability Insurance Scheme）、荷兰模型（Dutch Model）等，各国学者基于本国模型开展了健康寿命趋势预测（Ansah，Malhotra，Lew et al.，2015；Biddle，Crawford，2017）。与宏观仿真模拟不同，微观仿真基于微观个体特征（如人口统计学因素、健康行为等）模拟老化的过程，其优势在于能够包含更多影响健康的变量，尤其可以模拟不同健康政策的干预效果，该方法在美国、日本、英国、新西兰等国被广泛使用（Wouterse，Huisman，Meijboom et al.，2015；Gregg，Lin，Bardenheier et al.，2018a），其中英格兰的 PACSim（Population Ageing and Care Simulation）动态微观模拟模型应用比较广泛，尤其重要的是该模型的基线人群是 35 岁及以上，因而不需像大多数微观模拟模型一样做初始健康状况假设。

仿真模拟的应用依赖于关键参数的设定，而关键参数的设定具有鲜明的国家或地区特征，在缺乏高质量数据进行校准的情况下难以照搬或复制，在此情况下，传统的统计推断模型仍然是主要的预测方法，尤其适用于对健康寿命的研究不太成熟的国家或地区。传统推断方法沿用 Sullivan（1971）技术估计健康概率，并假定未来健康模式保持不变或以某种确定方式改变，例如，计算目前的健康寿命/寿命比率并假设该比率在未来保持不变，然后根据未来的寿命值预测健康寿命，这种方法也被称为静态假设下的静态预测。部分学者从理论上证明了静态估计值的无偏和一致性特征（Madans，Leob，Altman，2011），WHO 公布的健康期望寿命、中国部分学者（李强，董隽含，李洁，2020）的研究均基于该方法，但随着社会经济特别是医疗技术的发展，Sullivan 方法的静态假设和健康模式时间同质性在健康期望寿命预测时遭到质疑，越来越多的研究发现健康模式并不总是保持一致，或者说并不在每一年龄上都保持一致（Bochen，2016；Jagger，Mattews，Wohland，2016）。

鉴于未来健康模式的不稳定，而传统外推程序没有考虑健康变化的随机性，缺少适当的统计结构和模型，也很难将这些估计值解释为点估计，尤其缺乏健康寿命方差的估计方法，妨碍了置信区间的估计及不同群体健康寿命显著性差异的检验，因此建立包含时间相关项的动态预测随机模型成为趋势。其中，Lee 和 Carter（1992）建立的随机死亡率动态模型（LC）将丰富而简洁的人口统计学模型与时间序列方法相结合，因模型不依赖于宏观假设并能提供估计值的预测区间而具有强大优势（Chavhan R，2016）。然而 LC 模型本质上是时间序列模型，强调对大样本长时序历史数据的追溯，有限数据下模型拓展研究已有部分文献开始涉及（Nan，Ronald，Shripad，2004；杨贵军，刘帅，2015），但大多属于对参数估计方法的改进，缺乏系统的理论推导及现实应用，且未能给出预测期间的明晰表达式。基于此，本章基于 LC 模型并尝试对其进行拓展，以健康变化差分项独立同分布为切入点推演有限时序数据下的健康寿命区间预测表达式，结合中国老年健康追踪调查数据，按性别、年龄别估计并预测中国老年寿命和健康寿命，为相关老龄政策提供数据基础，并为寿命和健康寿命演变关系（即残障压缩、残障扩张、动态均衡）提供有经验支持的中国答案。

本章的边际贡献：一是在缺乏高质量数据对仿真模拟进行校准的情况下，试图利用传统推断统计方法建立预测模型；考虑到外推模型无法反映健康变化的时间特征，在 LC 模型基础上建立包含时间相关项的动态预测模型；针对时序数据有限无法满足传统假设的不足，尝试以健康变化差分项为切入点，推导预测值及预测区间的明晰表达式。结合所建模型及中国老年健康数据，预测老年健康寿命的变化轨迹并对老年健康变化模式进行实证检验。

第三节　研究方法

一、LC 模型

由 Lee 和 Carter 提出的 LC 模型起源于对死亡率的动态预测，其原理和方法目前已被广泛应用于寿命或健康寿命的研究（Ermanno P et al.，2009）。本章的推导以寿命预测为例，健康寿命与此类似。借鉴 LC 模型，寿命预测包括如下两个步骤。

一是利用已有调查数据将特定年龄预期寿命的对数描述为独立于时间的年龄成分与年龄成分随时间变化的时变因素之和，如式 5.1：

$$\ln(LE_x(t)) = \alpha_x + \beta_x k_t + \varepsilon_{x,t} \tag{5.1}$$

其中，$\ln(LE_x(t))$ 表示 x 岁的群体在时期 t 的预期寿命，$x = (x_1, x_2, \cdots, x_m)$；$t = 0, 1, \cdots, T, x_m$ 为最高年龄或最高年龄组，T 为最近调查期，也指调查次数；α_x 表示 x 的平均预期寿命，即寿命的年龄模式；k_t 为 x 岁群体的预期寿命随时间变化的时变因子，β_x 表示 x 岁群体对时期变化的敏感度，$\beta_x k_t$ 为由年龄和时期构成的 $m \times T$ 矩阵且对应列成比例，可以用 Z 表示；$\varepsilon_{x,t}$ 为随机误差项。

根据 LC 思想方法，首先将 x 岁群体预期寿命对数 $\ln(LE_x(t))$ 的平均值作为 α_x 的估计，然后在平方和 $\sum((\ln LE_x(t) - \hat{\alpha}_x - \beta_x k_t)^2)$ 最小情况下求向量 $\boldsymbol{\beta}_x$ 和 k_t 的值。采用奇异值分解（SVD）方法，为保证模型可识别施加约束条件：$\sum_x \beta_x = 1$，$\sum_t k_t = 0$，该约束条件并不影响拟合的质量或预测结果（Lee，Carter，1992）。那么三个参数的估计如式（5.2）：

$$\hat{\alpha}_x = \frac{1}{T}\sum_{t=1}^{T}\ln LE_x(t), \quad \hat{\boldsymbol{\beta}} = \frac{v}{\sum_{j=1}^{x_m-x_1+1}v_j}, \quad \hat{\boldsymbol{k}} = \sqrt{\lambda}(\sum_{j=1}^{x_m-x_1+1}v_j)\boldsymbol{\mu} \qquad (5.2)$$

其中，$\boldsymbol{\mu}$ 和 $\boldsymbol{v}$ 分别是 $\mathbf{Z}^{\mathrm{T}}\mathbf{Z}$ 和 $\mathbf{Z}\mathbf{Z}^{\mathrm{T}}$ 最大特征值对应的特征向量，$\mathbf{Z}^{\mathrm{T}}$ 为 $\mathbf{Z}$ 的转置矩阵，$\mathbf{Z} \approx \sqrt{\lambda}\boldsymbol{v}\boldsymbol{u}^{\mathrm{T}}$。

二是利用步骤一计算的时变因子 $\hat{k}_t$ 并将其视为随机过程，建立 k_t 的时序模型，将外推的 k_t（$t > T$）值代入式（5.1），即可得预测年份的寿命值：

$$LE_x(t) = \exp(\hat{\alpha}_x + \hat{\beta}_x k_t) \qquad (5.3)$$

为提高预测精度，通常利用最近观察期 T 的寿命值作为基准进行外推，即

$$LE_x(t) = LE_x(T)\exp(\hat{\beta}_x(k_t - \hat{k}_T)), t > T \qquad (5.4)$$

通常式（5.4）在精度上要优于式（5.3）（Ermanno P et al.，2009），本文将利用式（5.4）进行预测。

二、有限数据下的 LC 模型

在 LC 模型第二阶段，通常利用已估计出的时变因子 $\hat{k}_t$ 建立时序模型，如随机漂移模型或自回归移动平均模型（ARIMA）等。随机漂移模型本质上是 ARIMA 的特殊形式，且因模型简洁直观和解释性强而被广泛使用，其适用性也由不少国家的经验数据所证实（Li，Lee，Tuljapurkar，2004），本章同样以随机漂移模型为基础，并在后面的分析中说明随机漂移模型的合理性。假设随机漂移模型为：

$$k_t = k_{t-1} + d + \xi_t \qquad (5.5)$$

其中，d 为漂移项，ξ_t 为随机误差项，且 $\xi_t \sim N(0, \delta^2)$。模型的建立通常需要至少 20 年连贯数据，数据有限情况下本章尝试以时变因子差分项（$k_t - k_{t-1}$）为切入点展开讨论。

假设对于不同的 t，$(k_t - k_{t-1})$ 是均值 d 标准差为 σ 的独立同分布变量，两参数估计值可表示为：

$$\hat{d} = \frac{1}{T} \sum_{t=1}^{T} (k_t - k_{t-1}) = \frac{k_T - k_0}{T}, \hat{\sigma} = \sqrt{\frac{1}{T} \sum_{t=1}^{T} (k_t - k_{t-1} - \hat{d})^2} \quad (5.6)$$

根据式（5.6），不同样本可得到不同的 $\hat{d}$ 值，因此 $\hat{d}$ 为一随机变量，标准差为：

$$\sqrt{\mathrm{var}(\hat{d})} = \sqrt{\frac{1}{T} \sum_{t=1}^{T} (k_t - k_{t-1} - d)^2} = \sqrt{\frac{\sigma^2}{T}} \approx \frac{\hat{\sigma}}{\sqrt{T}} \quad (5.7)$$

由于 ξ_t 为标准正态分布，所以 $\hat{d}$ 也成正态分布，且可被表示为：

$$\hat{d} = d + \sqrt{\mathrm{var}(\hat{d})}\eta, \ \eta \sim N(0,1) \quad (5.8)$$

将 $d = \hat{d} - \sqrt{\mathrm{var}(\hat{d})}\eta$ 代入式（5.5），可得：

$$k_t = k_T + [\hat{d} - \sqrt{\mathrm{var}(\hat{d})}\eta](t - T) + \sum_{s=T+1}^{t} \xi(s) \quad (5.9)$$

那么，k_t 的期望值和方差为：

$$E(k_t) = K_T + \hat{d}(t - T), \mathrm{var}(k_t) = 2(t - T)^2 \mathrm{var}(\hat{d}) + (t - T) \quad (5.10)$$

其中，$\hat{d}$ 和 $\mathrm{var}(\hat{d})$ 可由式（5.6）和式（5.7）获得。

进一步地，将式（5.9）代入式（5.4），即可得到 $LE(x, t)$ 的点估计：

$$LE_x(t) = \exp(\hat{\alpha}_x + \hat{\beta}_x k_t) = LE_x(T) \exp(\hat{\beta}_x(k_t - k_T))$$
$$= LE_x(T) \exp(\hat{\beta}_x(t - T)\hat{d}) \quad (5.11)$$

k_t 为正态分布，那么 $LE_x(t)$ 服从对数正态分布，结合式（5.10），$LE_x(t)$ 的期望值和方差为：

$$E(LE_x(t)) = LE_x(T) \exp(\hat{\beta}_x(t - T)\hat{d} + \frac{(\hat{\beta}_x(t - T))^2 \mathrm{var}(\hat{d})}{2}) \quad (5.12)$$

$$\mathrm{var}(LE_x(t)) = \exp(2\hat{\beta}_x(t - T)\hat{d} + (\hat{\beta}_x(t - T))^2 \mathrm{var}(\hat{d}))(\exp((t - T)^2 \mathrm{var}(\hat{d})) - 1))$$
$$(5.13)$$

根据式（5.12）和式（5.13），即可得到各年龄预期寿命的区间估计。以上公式同样适用于健康寿命的估计。

最后需要说明的是，以上讨论前提是相同间隔观察期，如果间隔期不同，如三次观察分别在 2000 年、2003 年、2008 年，前两次间隔 3 年，后两次间隔 5 年，那么 $[k_t - k_{t-1}]$ 不再满足独立同分步假设，d 的估计值虽可仍按上述方法获得，但 σ 的估计相当复杂，这将是后续研究的一个重点，也可以对基础数据进行处理，将不同间隔转化为相同间隔。本章所用数据观察期间隔相同（大部分调查研究的间隔期相同），因此本章的研究将基于以上公式进行。

第四节　研究结果

一、数据来源及概念界定

本章数据来源于北京大学健康老龄与发展研究中心组织的中国老年健康影响因素跟踪调查（CLHLS）项目。CLHLS 遵循严格随机抽样原则，调查范围包括全国 23 个省市中的 800 多个县市区，基于对主要健康指标的可信度和效度、代答或不应答比率、样本信息缺失程度、内部逻辑错误的比率和死亡率可信度的全面评估及众多学者的使用分析，CLHLS 的数据质量被证明是令人比较满意的（曾毅，冯秋石，Hesketch 等，2017）。CLHLS 为始于 1998 年的三年期纵贯调查项目，目前已开展七次，前两次调查对象主要是 80 岁及以上老人。本章以 2005—2008 年、2008—2011 年、2011—2014 年及 2014—2017 年调查数据中 65 岁及以上老人为研究对象，其中 2014—2017 年的计算结果既用于稳健性检验，也是预测的起始年份。删除重要信息缺失和失去追踪样本，最终样本信息如表 5.1 所示。

本章健康概念的界定按照惯例采用日常生活活动能力（ADLs）作为评价标准，ADLs 包括 6 项指标（洗澡、穿衣、室内活动、如厕、进食和控制排便），根据 ADLs 完成情况，将全部 6 项活动均能独立完成视为健康（状态 1），有一项或大于一项不能独立完成作为不健康（状态 2），还有死亡（状态 3），共三种状态，其中，状态 1 和状态 2 为可转移状态，即健康可转为不健康，不健康也可恢复健康，状态 3 为吸收状态。CLHLS 项目采用问题（对应编号 e1 ~ e6）形式进行调查，相关行为能够无辅助完成得分 1，其他情况为 0。

表 5.1　样本信息及状态界定

年份	样本信息	健康状态
2005—2008	有效样本量 15 613，其中女性占比 57%，农村占比 55%	包括健康（即 ADLs 得分为 6）、不健康（ADLs 得分小于 6）和死亡三种状态
2008—2011	有效样本量 16 563，其中女性占比 58%，农村占比 60%	
2011—2014	有效样本量 9 679，其中女性占比 55%，农村占比 52%	
2014—2017	有效样本量 7 107，其中女性占比 54%，农村占比 55%	

二、寿命与健康寿命估计

寿命及健康寿命的预测基于既往寿命值的估计。由于没有现成或权威的数据可以利用，尤其健康寿命的估计本身就比较困难，因此本文首先计算寿命和健康寿命值。寿命的计算公式为：$LE_x(t) = \sum_{i=1}^{m} s(t,x,i)$，$s(t,x,i)$ 表示 t 时期、x 岁群体在 $(x+i)$ 岁时仍生存的概率，x_m 为年龄或年龄组上限。$HLE_x(t) = \sum_{i=1}^{m} p(t,x,i)$，$HLE_x(t)$ 为 t 时期 x 岁群体的健康期望寿命，$p(t,x,i)$ 表示 t 时期、x 岁的群体在 $(x+i)$ 岁时仍健康的概率。

在计算之前首先将样本按年龄和性别分组，本章选择 3 个年龄为一组，比通常 5 年一组更详细；同时又因为调查间隔期为 3 年，兼顾了计算的便利性。同一年龄组内再按健康评价标准分为不同状态组，追踪每小组观察期末的健康状态的变化，根据人数的变化计算生存概率 $s(t,x,i)$ 或健康概率 $p(t,x,i)$。需要说明的是，由于死亡是不可逆的，生存概率 $s(t,x,i)$ 的计算根据各组生存的人数即可得到，但健康概率 $p(t,x,i)$ 的计算涉及多种路径，比如计算 $p(t,x,2)$，可能存在如图 5.1 中健康—健康—健康和健康—不健康—健康两条路径，期限越长或者状态越多，涉及的转移路径也越多。

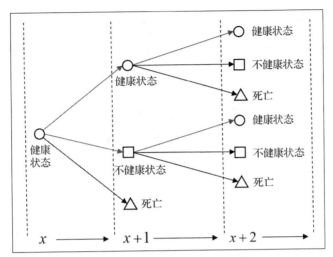

图 5.1　健康状态转移路径示意

如果调查间隔时间比较短（如一年或半年），可以假设状态间不发生转移并根据起始状态和到达不同状态的人数比例计算转移概率。但大部分项目并不是每年都调查，本章使用的 CLHLS 数据为三年期纵贯调查，上述假设可能会带来较大误差，因此本章仍然延续前文所述健康转移概率的计算方法，并借鉴 Michel，Wagner（2020）和 Zeng（2017）的研究，采用 Markov 过程方法计算转移概率，由于篇幅所限且该部分不是本书研究重点，略去备索。基于所述方法计算的分时期、性别和年龄的寿命和健康寿命如表 5.2。

表 5.2　时期 - 性别 - 年龄别寿命及健康寿命

类型	年龄	2005—2008		2008—2011		2011—2014		2014—2017	
		女性	男性	女性	男性	女性	男性	女性	男性
寿命	65～67	14.27	13.16	14.73	13.19	15.38	13.69	15.89	14.11
	68～70	12.24	11.35	12.96	11.30	13.54	11.39	14.05	11.56
	71～73	10.48	9.14	10.96	9.24	11.13	9.43	11.43	9.64
	74～76	8.49	7.27	9.19	7.32	9.23	7.69	9.54	7.86
	77～79	6.92	5.98	7.57	6.31	7.10	6.52	7.55	6.70

类型	年龄	2005—2008		2008—2011		2011—2014		2014—2017	
		女性	男性	女性	男性	女性	男性	女性	男性
寿命	80~82	5.38	4.63	5.91	4.81	6.38	5.12	6.52	5.29
	83~85	4.22	3.54	4.50	3.74	4.78	4.06	5.05	4.14
	86~88	3.17	2.51	3.32	2.62	3.53	2.77	3.68	2.95
	89~91	2.12	1.69	2.16	1.75	2.19	1.88	2.22	1.91
	92+	1.02	1.03	1.05	1.03	1.08	1.08	1.14	1.11
健康寿命	65~67	12.62	11.41	12.82	11.49	12.91	11.69	13.24	11.84
	68~70	10.71	9.57	10.94	9.68	11.42	9.83	11.71	9.87
	71~73	8.82	7.88	8.88	7.92	8.93	7.98	9.02	8.13
	74~76	6.89	6.04	6.86	5.97	6.98	6.01	7.03	6.08
	77~79	5.27	4.75	5.31	4.78	5.33	4.68	5.79	4.68
	80~82	3.84	3.44	4.04	3.55	4.11	3.41	4.36	3.43
	83~85	3.21	2.64	3.34	2.86	3.93	2.77	3.21	2.93
	86~88	1.96	1.95	2.01	2.03	1.98	1.85	2.21	2.02
	89~91	1.19	1.15	1.24	1.25	1.21	1.17	1.35	1.22
	92+	0.55	0.53	0.68	0.62	0.65	0.58	0.64	0.61

注：数据来源于本书作者的计算。

从表5.2可以看出，以2014—2017年为例，65~67岁女性老人剩余寿命和健康寿命分别为15.89和13.24年，不健康寿命为两者之差，即2.65年。男性老人对应数据分别为14.11、11.84和2.27年。该结果与学者乔晓春和胡英（2017）的计算结果（男性健康余寿12.62，女性13.73）、学者杜鹏和李强（2006）的结果（男性健康余寿12.05、女性13.65）及黄匡时预测的60岁及以上健康寿命为15.8比较接近。另外，性别对比看，女性老人寿命和健康寿命均高于男性，同时女性的不健康寿命也明显高于男性，女性长寿未必健康的结论与大多数文献一致。

三、寿命与健康寿命的预测

该部分首先利用前三次的估计值预测第 4 次（即 2014—2017 年）的寿命和健康寿命，然后将其与实际计算值相比以检验模型稳健性，最后利用 2014—2017 年的计算结果预测 2017—2020 年、2020—2023 年、2023—2026 年、2026—2029 年的分年龄和性别寿命和健康寿命及置信度为 95% 的区间。

（一）参数估计

将上述计算数据代入式（5.2），可得到相应的 $\hat{\alpha}_x$，如图 5.2（a）所示；然后利用 MATLAB 对矩阵 $\ln LE_x(t) - \hat{\alpha}_x$ 和 $\ln HLE_x(t) - \hat{\alpha}_x$ 进行奇异值分解，得到 $\hat{\beta}_x$，如图 5.2（b）所示，以及时变因子 $\hat{k}_t$，如图 5.2（c）。

从图 5.2（a）$\hat{\alpha}_x$ 的图形可以看出寿命及健康寿命对数随年龄的变化模式，显然无论是男性，还是女性，剩余寿命和健康寿命均随年龄下降，在大部分年龄上女性具有相对生存和健康优势。图 5.2（b）$\hat{\beta}_x$ 的图形显示，不同情况下的敏感度因子并没有表现出明显规律，粗略来看高龄段老人（79 岁以后）剩余寿命对时期变化的敏感度相对较大，男性 71~83 岁年龄段的健康寿命具有较大敏感度，女性健康寿命敏感度在 83 岁之前低于男性而后期明显高于男性。至于敏感度为什么会产生差异是另一个需要研究的问题。图 5.2（c）显示了时变因子 $\hat{k}_t$ 的观测值（2016 年以前）和预测值（2016—2028 年），同时给出置信水平为 0.05 的 $\hat{k}_t$ 预测值的置信区间。区间的宽度反映了预测的精度，相对而言，男性寿命的时变因子精度相对较高，女性寿命及健康寿命的时变因子精度较低。图形显示，不同寿命和性别的时变因子具有不同特点，但观测值的时变因子近似呈线性特征，因此用带漂移的随机游走模型建模具有一定合理性。

（二）稳健性估计

为检验方法稳健性，本章将基于截面数据计算的 2014—2017 年分年龄和性别的寿命及健康寿命，与采用本章预测方法的预测值相比较，根据两者偏差考察模型稳健性，计算结果如表 5.3。

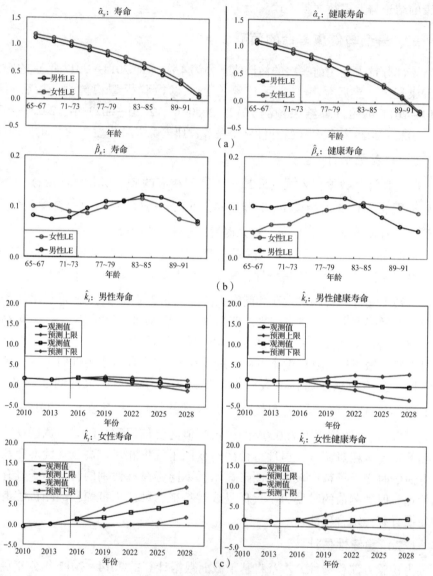

图 5.2　不同参数的估计值

（a）$\hat{\alpha}_x$ 值；（b）$\hat{\beta}_x$ 值；（c）$\hat{k}_t$ 值

注：为简化表述，图形中各观察期用中间年份代替，如 2008—2011 年用 2010 年代替，其他同。

表5.3　稳健性估计

年龄	女性寿命			男性寿命			女性健康寿命			男性健康寿命		
	预测值	绝对偏差	相对偏差	预测值	绝对偏差	相对偏差	预测值	绝对偏差	相对偏差	预测值	绝对偏差	相对偏差
65~67	15.69	0.20	0.01	14.14	0.03	0.00	13.16	0.08	0.01	11.77	0.07	0.01
68~70	14.15	0.10	0.01	11.83	0.27	0.02	11.83	0.12	0.01	10.01	0.14	0.01
71~73	11.73	0.30	0.03	10.11	0.47	0.05	9.52	0.50	0.06	8.21	0.08	0.01
74~76	10.09	0.55	0.06	8.27	0.41	0.05	7.38	0.35	0.05	6.16	0.08	0.01
77~79	8.08	0.53	0.07	7.20	0.50	0.07	5.92	0.13	0.02	4.82	0.14	0.03
80~82	6.72	0.20	0.03	5.56	0.27	0.05	4.48	0.12	0.03	3.59	0.16	0.05
83~85	5.31	0.26	0.05	4.34	0.20	0.05	3.48	0.27	0.08	2.99	0.06	0.02
86~88	3.72	0.04	0.01	3.14	0.19	0.06	2.02	0.19	0.09	1.98	0.04	0.02
89~91	2.28	0.06	0.03	2.04	0.13	0.07	1.23	0.12	0.09	1.23	0.01	0.01
92+	1.24	0.10	0.09	1.18	0.07	0.06	0.60	0.04	0.06	0.58	0.03	0.05

表 5.3 中的预测值是利用前三次的观测值和本章方法预测的 2014—2017 年寿命和健康寿命，绝对偏差是观测值（见表 5.2 中最后两列）与预测值（表 5.3）之差，相对偏差是绝对偏差与观测值之比。从上述结果来看，精度虽不太高，但大部分在 10% 以内，尤其是低龄老人的预测值精度较高，可作为数据有限情况下寿命预测的备选方案。

（三）寿命及健康寿命的预测

以 2014—2017 年观测值为基础，本章以三年期为单位预测了未来 4 期的分年龄、性别的寿命、健康寿命及置信度为 95% 的置信区间，篇幅所限，此处仅给出最后一次（2026—2029 年）的预测结果，如表 5.4。图 5.3 直观显示了寿命和健康寿命的性别差异。

表 5.4　2026—2029 年寿命和健康寿命预测值

年龄	男性寿命			女性寿命			男性健康寿命			女性健康寿命		
	均值	下限	上限	均值	下限	上限	均值	下限	上限	均值	下限	上限
65~67	15.71	15.31	16.11	18.07	17.61	18.53	13.01	12.24	13.78	14.55	14.15	14.95
68~70	13.16	12.68	13.64	16.16	15.67	16.65	11.30	10.06	12.54	12.92	12.65	13.19
71~73	11.12	10.58	11.66	13.28	12.89	13.67	9.17	7.88	10.46	10.28	9.88	10.68
74~76	8.95	8.34	9.56	11.39	11.01	11.77	6.78	6.07	7.49	8.21	7.93	8.49
77~79	7.88	7.13	8.63	9.17	8.80	9.54	5.12	4.44	5.80	6.38	6.02	6.74
80~82	6.11	5.68	6.54	7.50	7.08	7.92	3.81	3.21	4.41	4.92	4.57	5.27
83~85	4.79	4.33	5.25	5.69	5.37	6.01	3.18	2.82	3.54	3.61	3.48	3.74
86~88	3.62	3.08	4.16	4.05	3.67	4.43	2.24	1.89	2.59	2.28	1.89	2.67
89~91	2.26	2.00	2.52	2.39	2.11	2.67	1.41	1.03	1.79	1.32	1.04	1.60
92+	1.33	1.12	1.54	1.32	1.10	1.54	0.68	0.45	0.91	0.62	0.27	0.97

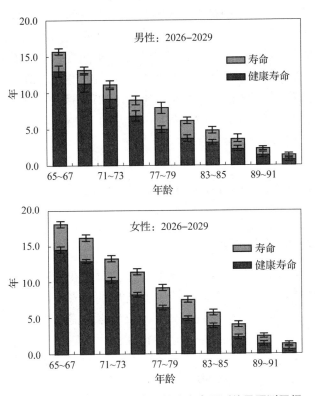

图 5.3　2026—2029 年寿命及健康寿命预测值及预测区间

　　表 5.4 数据显示，预计 2026—2029 年间 65～67 年龄段的女性和男性老人剩余寿命分别为 18.07 和 15.81，健康寿命分别为 14.55 和 13.01，对应的不健康寿命为 3.52 和 2.80。就预期寿命来看，本章结果大于《"健康中国 2030"规划纲要》（以下简称《规划纲要》）中"2030 年人均预期寿命达到 79.0 岁"的远景目标及 2015 年联合国世界人口展望预测的 79.08 岁（男性 77.75 岁，女性 80.46 岁），其原因可做两方面的解释，一个是《规划纲要》中的 79 岁是指出生时预期寿命，即 0 岁时剩余寿命，而本章计算的 65～67 岁的预期寿命是指已经存活至 65～67 岁的剩余寿命，显然在此之前的生存率为 1，因此计算结果会大于出生时寿命。同理也可以看到现阶段 68～70 岁的女性老人剩余寿命为 16.16，两者相加寿命为 85.16，也大于现阶段 65～67 岁老

人 84.07 的预期寿命；另一个可做样本选择性偏差的解释，本章删除了重要信息缺失及不能加以追踪的样本，剩余的参与调查的样本通常具有较好的健康状况，从而导致结果偏高。值得庆幸的是，本章给出的是置信区间，从而使得结果具有一定科学性和弹性。健康寿命的预测现有研究不多，其中李成福等（2018）基于经合组织国家数据、与中国预期寿命近似国家数据和与中国健康预期寿命近似国家的数据并利用年均增加值方法，预测 2030 年时 0 岁健康预期寿命平均值女性为 73.17 岁、男性为 69.12 岁，本章预测值同样大于该文献结果，其原因可做类似解释。

第五节　对寿命与健康寿命的进一步探讨

一、健康变化模式验证

增龄是包括中国在内的各个国家和地区人口变化的共同特征，然而所增长的寿命是健康寿命还是不健康寿命，是比单纯长寿更值得关注的议题，因为不健康寿命的长短将直接关系社会医疗卫生服务需求投入和疾病经济负担的多寡。事实上，许多国家在进入老龄化社会后普遍出现了健康和长寿不同步，甚至是不一致的情况，根据健康寿命占寿命比例（HLE/LE）的变化分为残障期压缩（比例变大）、残障期扩张（比例变小）和动态平衡（基本不变）三种模式。本章对比中国 2014—2017 年和 2026—2029 年两个时期的老人寿命和健康寿命，并根据 HLE/LE 变化情况对健康变化模式加以验证，结果如图 5.4。

图 5.4 主坐标轴显示的是与 2014—2017 年相比，2026—2029 年分年龄、性别的寿命和健康寿命变化情况，寿命和健康寿命间的差异即为不健康寿命。由图 5.4 可以看出，无论是男性，还是女性，寿命、健康寿命和不健康寿命在各年龄段都有不同程度的增加，相对而言女性寿命增长幅度更大，尤其是低龄老年女性，寿命增长非常明显。就健康寿命而言，男性和女性的差异并不显著，占优的寿命与无差别的健康寿命使女性不健康寿命比男性更长，也意味着未来女性的照护问题将更加严峻。

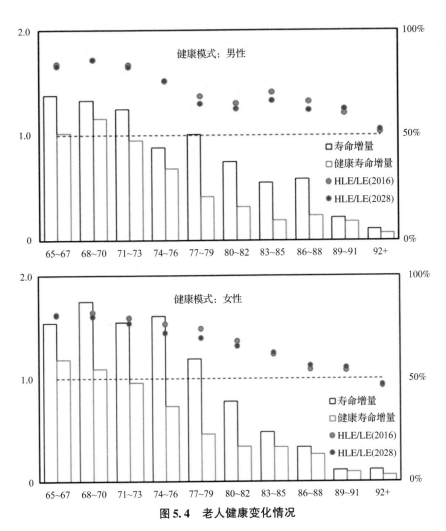

图5.4　老人健康变化情况

　　图5.4主坐标轴显示老年健康变化模式。健康模式既指健康余寿在余寿中的占比随年龄的变化，即同一观察期不同年龄上 *HLE/LE* 的变化，也指与历史时期相比，所增加的寿命中更多的是健康寿命还是不健康寿命，表现为两个时期同一年龄上 *HLE/LE* 的对比。根据图5.4，首先比较年龄模式，总体来看两个时期 *HLE/LE* 均随年龄呈下降趋势，即年龄越大剩余寿命中不健康时间占比越多，健康状况越差，属残障期扩张模式。不过，大部分年龄的健

康寿命占比均明显大于 50%，尤其低龄老年人总体比较健康。男性 *HLE/LE* 比值在 83 岁左右出现了回升，可能的原因是男性在 74 岁左右遭遇高死亡率（如图 5.4 中显示，74 岁男性寿命增量明显下降），经过死亡选择的老人通常有更好的健康状况。从时间模式来看，对比同一年龄上两个时期的 *HLE/LE* 值，发现并不存在明显变化，也就是说寿命和健康寿命的变化速度基本同步，不存在明显的残障期收缩或扩张，处于动态平衡模式。这一结果为用比例法计算未来医疗费用支出等提供理论支持。

二、老年健康变化的国际比较

延长健康寿命是世界各国关注的问题，联合国在千年发展目标（2000—2015 年）结束之际又制定了 2030 年可持续发展目标（SDGs），在《可持续发展指标框架体系》中明确提出，将健康寿命纳入可持续发展的主要健康监测指标，各国卫生部门也都相应建立健康预期寿命的监测数据库。为了对中国老年健康发展状况有直观了解，本章进行健康预期寿命的国际比较，主要根据全球健康研究组织（IHME）在 *LANCET*《柳叶刀》上发布的数据，梳理近年来将健康预期寿命纳入国家规划的国家和国际组织的健康预期寿命发展状况。参照学者李成福等（2018）的分类，分别以经合组织国家、2013 年及 2005 年与中国平均健康寿命接近的部分国家和地区为比较对象，由于所得数据的跨度不同，通过计算年均增加量比较增长速度的差异，如表 5.5。

表 5.5　不同国家和地区健康寿命年均增量

性别	中国（65~67 岁健康寿命）		经合组织（0 岁健康寿命）		与寿命近似国家（0 岁健康寿命）	
	2007—2016	2016—2028	1990—2005	2005—2013	1990—2005	2005—2013
女性	0.09	0.09	0.16	0.14	0.24	0.17
男性	0.06	0.08	0.21	0.20	0.27	0.19

注：经合组织包括南美洲南部、欧洲、乌拉圭等，与中国预期寿命近似国家包括阿拉伯、塞尔维亚、捷克等，与中国健康预期寿命近似国家包括葡萄牙、比利时、德国等。

需要说明的是，表 5.5 中其他国家或地区年均增加是 0 岁健康寿命，严格说来与本章 65~67 岁健康寿命不具可比性，但我们仍可得出一些信息：一是从

65~67 岁健康余寿与新生儿健康寿命增长速度的差异来看，前者远低于后者，间接说明健康寿命的改善更多来自包括新生儿死亡率和成人死亡率的降低，同时由于新生儿的死亡率已经很低，成人死亡率相对稳定，使得平均健康寿命增加的速度减慢；表 5.5 中大部分国家 2005—2013 年间的 0 岁健康寿命增长率大于 1990—2005 年间的增长率印证了这一结论；二是与其他国家年均增长速度出现不同程度下降相比，中国在 2016—2028 年间老年健康寿命年均增长速度不低于 2007—2016 年，尤其是男性老人的健康寿命，这说明我国在这一时期仍处于健康红利期，这对于又多又老的中国人口国情无疑是利好消息。

第六节　结论与讨论

自世界卫生组织在《1997 年世界卫生报告》中呼吁在关心预期寿命的同时更要重视健康预期寿命，与健康预期寿命相关的国际研究、国际政策的战略规划也逐步推广该指标，目前健康预期寿命已被大多数国家和地区纳入可持续发展的主要健康监测指标并制定了明确的健康寿命发展规划，中国政府也在《"健康中国 2030"规划纲要》中明确提出 2030 年显著提高健康预期寿命的远景目标，但或许因为中国健康本底数据相对缺乏，相关研究还不丰富，《规划纲要》并未提供具体的规划数据，本章尝试建立有限数据下寿命和健康寿命的估计及预测模型，结合中国老年健康数据对中国老年的健康及变化趋势给予回应。

在以往数据有限情况下的寿命预测通常采用增量法、比例法等传统外推方法。传统外推方法使用简单但未能考虑健康变化的随机性且缺少适当的统计结构和模型，构建包含时间相关项的动态预测模型且考虑健康变化随机性，提供具备置信度的置信区间，将使研究结果更具严谨性和科学性。本章正是基于这一诉求，在 LC 模型基础上推演有限时序数据下寿命及健康寿命的预测值及置信区间，并结合研究结果回应了中国老年健康变化模式及国际比较。本章所建模型的有效性利用 2016 年的观察值和预测值的对比关系得到了检验，模型能够为同类问题的研究提供可对比方案，同时模型具有较大扩展和适用性，比如用来预测未来失能人口规模、失能时间及长期照护费用；或考察不同教育程度、收入水平或社会地位老年健康的异质性，尤其适用于个体信息不是很丰富且追踪调查跨度不大的情况。

中国老年健康模式研究

本章所建模型为有限数据下研究老年健康动态变化提供了新思路，同时，本章的研究结果可以为中国老龄社会背景下公共政策评估和讨论提供参考。首先，本章结果显示老人余寿中健康寿命仍占较大比例，尤其低龄老人余寿中约有 80% 处于健康状态，且男性和女性比例相似，该结果一方面为中国政府逐步延长退休年龄政策提供客观基础，另一方面也说明低龄老人具有参与劳动市场的潜力，延迟退休并为健康活跃的老人提供工作机会具有可行性和必要性。其次，从老人健康模式的年龄特征来看，年龄越大健康寿命占比越小，呈残障期扩张模式，因此政府在制定公共健康政策时既要考察生命的长度，更要关注老年群体健康水平这一根本问题，在大力发展老龄健康服务项目的同时，更要着力研究如何更加有效地改善寿命延长以后老年人群健康水平的科学途径，努力实施高效的个体化健康干预方案，逐步实现健康且长寿的健康老龄中国梦。最后，未来中国老年寿命、健康寿命及不健康寿命均将继续增长，健康寿命的改善速度基本能够匹配寿命增长速度，老年健康基本处于动态均衡模式，但仍需注意该结果与"健康中国"长寿且健康目标的差距，可以尝试将健康寿命纳入中央和地方各级政府优先考核指标，不仅有助于从指标层面促进健康管理，而且可以衡量一个地方居民的健康水平以及评估政府的健康政策和健康干预效果。同时考虑到健康寿命的改善更多依赖于早期和中期生活方式，老年期的改善空间相对有限，也就是说健康寿命其实是一个全生命周期的概念，提前加强预防管理可能起到事半功倍的效果。

尽管本章丰富和补充了与健康寿命相关的研究文献，但仍存在一些值得探讨的问题。一是健康概念本身。和大多数文献相似，本文的健康界定仍局限在生理健康领域，但实际上健康不仅指没有疾病或身体不虚弱，还包括精神上和社会适应性等方面处于完整的良好状态，是一个多维的动态概念，尤其是老年健康的测量更应该考虑老人心理、精神、情绪等因素，那么未来结合社会技术发展重新思考并界定老年健康进而开展分析成为必要。二是样本选择性偏差，如前文所述，因健康状况糟糕的个体更可能失去追踪或不易被调查，可能导致估计值偏高，尤其是高龄老人余寿的估计。所幸本章样本的代表性及样本量规模在同类问题的研究中优势仍非常明显。三是在研究内容上，全生命周期（儿童期、成年期和老年期等）健康变化的比较研究以及健康影响因素的追溯研究，可为"健康中国"的实现提供更具针对性和更具体的策略。

第六章
长期护理需求规模及照护成本估计

导读：人类疾病类型的流行病学转变（Epidemiological Transition）（Omran，1971）与长寿时代同步来临。2002年召开的联合国第二次世界老龄大会就已经指出，当时全球各区域都正处于流行病学转变的阶段，即从主要罹患传染性疾病和寄生虫病为主转向罹患慢性疾病和变性疾病为主（宋新明，2003）。《全球阿尔茨海默病报告（2015）》的预测显示，中国有超过950万阿尔茨海默病患者，占全世界阿尔茨海默病患者的20%，到2030年，中国阿尔茨海默病患者预计达到1 600万。同时，中国老年人口的中重度失能率为3%~4%，按照这一比例进行推算，中国中重度失能老年人口规模上千万，这部分老年人口是长期照护服务的刚性需求群体，为超过千万的失能失智老年人口提供医疗照护服务直接考验中国政府和社会的应对能力，那么科学估计和预测未来失能人口规模及长期照护成本无疑可以为应对政策的实施提供数据基础。

第一节　引言和文献综述

长期护理（LTC）是指"在一个比较长的时间内，持续为患有慢性疾病如老年痴呆等认知障碍或伤残状态下存在功能障碍的人提供护理，包括医疗、社会、居家、运送或其他支持性服务。由于疾病、伤残和功能衰退等原因，老年人口成为长期护理需求的主要人群，我国60岁及以上老年人中生活不能自理的比例已经接近3%（高瑷，原新，2020；乔晓春，2021）。不仅如此，人口预期寿命提高和生育水平下降使我国老龄化呈现高速、高龄趋势，老龄化率在2010—2025年平均每年提高0.34个百分点，我国将加速进入中度、重度和深度老龄化社会。据中国人口与发展研究中心预测，2030 年以后老年人口年均增长将超过 1 120 万人，2050 年我国 65 岁以上老年人口预计超过 4 亿，接近总人口比重的 1/3，其中高龄老人规模达 1.44 亿，届时约 10% 的家庭至少有一个 65 岁以上的老年人，老人的生活照护问题，尤其是失能老人的照护问题相当严峻。我国一直以来有家庭养老的传统，老年人的照料工作多由子女、配偶等家庭成员承担，然而与此同时，与老龄化伴生的是家庭小型化，中国户均人口数量从 2010 年的 3.10 人缩减到 2020 年的 2.62 人，人口转型和社会转型的双重驱动，使家庭养老功能明显弱化。家庭小型化带来的传统家庭养老功能的弱化和人口老龄化两者叠加，给中国养老制度带来了严峻挑战（郑伟，林山君，陈凯，2014；陆杰华，沙迪，2018）。我国现行社会福利和社会保险制度不能解决大多数老人的长期护理问题，为提早预防人口快速老龄化引发的社会经济问题，我国长期护理政策的研究和论证工作日益紧迫。2012 年 6 月提请全国人大常委会审议的《中华人民共和国老年人权益保障法（修订草案）》明确提出，积极应对人口老龄化是国家的一项长期战略任务，国家应逐步建立长期护理保障制度。

护理保障制度的精算基础是老年人健康状态演变轨迹和转移概率模型，研究老年人口身心残障发生率以及健康状态的动态演化，有助于及时筹划所需的医疗服务和社会服务，减轻生活不能自理的老人及其家庭负担。近年来，关于长期护理保障制度的研究逐渐增多，但大多数文献侧重制度层面的探讨，本研究旨在研究护理保障制度的精算基础，即健康状态演变规律和转移概率，基于此，预测未来我国长期护理需求人口规模和长期护理需求时间，并进一步估计长期护理保险的费率。

综合国内外文献，长期护理需求预测主要分为宏观模拟预测和微观模拟预测两种。前者通过设置关键参数构造情景，预测不同情景下的长期护理需求。不同文献在关键因素选择和参数设定上存在一定差异，Comas、Wittenberg、Costa（2006）采用宏观模拟方法预测欧洲四个国家的长期护理需求，关键因素包括生活水平、健康状态、护理成本及家庭或朋友护理的可利用率等；Comas – Herrera、Wittenberg（2007）利用精算部门提供的数据预测英国至 2031 年的长期护理需求规模，发现婚姻状况、家庭成员居住状态、残疾程度等关键因素对预测高度敏感；朱铭来、贾清显（2009）和曾毅等（2012）通过模拟未来人口数量，再与目前长期护理人口占总人口的比例相乘作为预测，该模拟的关键因素是出生率和死亡率；宏观模拟结果极大依赖于关键因素的选择和设定，Comas et al.，（2012）利用层次分析法验证这个结论。

微观模拟预测是利用微观调查数据，首先构建不同健康状态间的转移概率矩阵，然后基于 Markov 过程进行。不同文献的差异主要体现在转移概率矩阵构建和 Markov 过程的实现。Rickayzen 等（2002）最早将 Markov 过程运用于长期护理需求预测，其转移概率矩阵的计算分两步进行，首先将期初各状态人口数量占总人口数量的比例作为基期概率，然后依据医疗部门提供的健康状态环比变化，将基期概率进行调整得到次年的概率，依次计算预测期的转移概率。彭荣（2009）在对我国长期护理需求的预测中，转移概率借用了美国长期护理调查研究结果。该方法的 Markov 过程基于调整后的转移概率实现。另一种方法是通过回归模拟转移概率，即根据影响长期护理需求的因素建立多元回归或 logit 回归模型，然后基于拟合概率并假设 Markov 时齐性进行预测。Hare 等人（2009）、Chahed 等人（2011）及黄枫（2012）、胡宏伟（2015）等的研究基于此种方法，但由于健康变化影响因素的复杂性和多维性，不同文献模型中解释变量存在很大差异。长期照护保险费率的估计研究文献不是很多，现有文献因为健康转移概率估计的方法不同，包括静态定价和动态定价（王金营，李天然，2020；朱雅丽，张增鑫，2019）。静态定价不考虑健康状态的转移，类似于年金定价方法；而动态定价的转移概率存在与长期照护规模预测同样的问题。

对比宏观和微观两种预测方法，由于前者受限于诸多关键因素的选择和假设，在数据可得情况下基于微观数据的预测模型相对占优（Philip，Thierry，2015）。我国 CLHLS 项目使得国内基于微观预测的研究取得一定进展，但在运用上仍存在一些改进空间。一是转移概率矩阵构建。直接借用国外转移概率或简单环比调整方法，精度较低，不能满足保险制度设计要求；回归模拟方法中由于健康状况变化复杂多样，模型中解释变量选择具有多样性和主观性。因此，在数据可得情况下，基于数据本身构建转移概率，才能更好地捕捉老年人健康状态的动态演化。二是 Markov 过程的时齐性假设，该假设对于转移概率函数的表达很方便，但健康状况变化是与年龄相关的，即转移概率与所处时间点有关，因此 Markov 过程的时齐性假设是不合适的。三是关于护理需求期望时间的研究并不多，在仅有的文献中表述并不清楚，但护理需求时间同样是护理保障制度的精算基础。四是长期护理保险费率估计的研究相对欠缺。鉴于此，本章将在前文所建立的动态转移概率基础上，推导并预测长期护理需求规模、护理需求期望时间及长期护理保险费率。考虑到微观模拟预测由于模型细化和预测精度上的优势损失了中长期预测的信度，因此本章预测十年期长期护理需求规模及护理需求期望时间。

第二节　公式推导及研究步骤

长期护理需求规模的预测需要长期护理状态的界定及健康转移概率的估计，第三章中健康状态 3（功能障碍）即对应需要长期照护的健康状态，因此本章将在前文动态转移概率矩阵基础上进行，在此不再重复。本章除了使用 CLHLS 纵向调查项目数据外，还需要中国人口统计年鉴作为基期人口数量和费率计算数据。

一、状态转移并持续时间

状态转移并持续时间是指状态 i 转移至状态 j 并停留在状态 j 的时间 $T(x)$，期望时间用 $E(T(x))$ 表示，比如预测在 65 岁时处于健康状态，在 65~75 岁之间转为失能并停留在失能状态的期望时间 $E(T(65))$，根据精算理论，我们推导期望公式：

$$
\begin{aligned}
E(T(65)) &= \int_0^{10} t \times {}_t p_{65}^{ij} \times \mu_{65+t}^{ij} dt \\
&= \int_0^{10} {}_t p_{65}^{ij} dt = \sum_{x=60}^{69} \int_x^{x+1} {}_t p_{65}^{ij} dt \\
&= \sum_{x=65}^{74} \int_x^{x+1} \sum_{h-1}^{k} ({}_{x-65} p_{65}^{ih} {}_{t-x} p_x^{hi}) dt \\
&= \sum_{x=65}^{74} \sum_{h=1}^{k} {}_{x-65} p_{65}^{ih} \int_x^{x+1} {}_{t-x} p_x^{hi} dt
\end{aligned}
\tag{6.1}
$$

其中，x 是非负整数，$i=1,2,3$；$k=1,2,3$；$j=1,2,3,4$。

为简化上式，沿用上一假设，即转移强度或转移概率在一年内为常数，同时状态的变化在一年内只考虑期初和期末时的状态，中间的互相转化状态不计，比如期初是状态 1，年中变为状态 2，年末变为状态 3，那么状态的变化我们记为由 1 到 3。此时，式中：

$$_{x-65}p_{65}^{ih} = \prod_{t=0}^{x-65} {}_1p_{65+t}^{ih}, \int_x^{x+1} {}_{t-x}p_x^{hi}dt = {}_1p_x^{hi} \tag{6.2}$$

将式（6.2）代入式（6.1），则式（6.1）可简化为：

$$E(T(65)) = \int_{65}^{75} {}_tP_{65}^{ij}dt = \sum_{x=65}^{75}\left(\prod_{t=0}^{x-65} {}_1p_{65+t}^{ij}\right) \tag{6.3}$$

式（6.3）适用于计算任何年龄状态及预测区间的期望时间估计。

二、费率厘定公式推导

厘定假设：健康状态转移发生在每年年初，期初支付保险金，期末支付可通过期初支付简单推导得到。状态为 j 时给付数额为 $S_{x+t}^{(j)}$，贴现因子 v。

为便于理解，首先计算 x 岁、初始健康状态为1、投保期限为2年、保险金支付条件为状态3、保险金每年支付一次、支付金额为 $s_{x+t}^{(3)}$ 的即期趸缴费率 $A_{x:\overline{2|}}^i$，需要说明的是，本章推导和计算的费率均为纯费率，趸缴费率指在期初一次缴清的费率，与均衡费率相对应。

期初状态为1的被保险人在第一年末转移为各状态可能性为 $\begin{bmatrix} {}_1p_x^{11} & {}_1p_x^{12} & {}_1p_x^{13} & {}_1p_x^{14} \end{bmatrix}$，则第一年赔付的精算现值为：$v \cdot {}_1p_x^{13} \cdot s_{x+1}^{(3)}$；由于状态1第一年末可能转移化 $\{1,2,3,4\}$ 状态，其中 $\{1,2,3\}$ 状态在第二年又有转为状态3的可能性，转移概率分别为 $\begin{bmatrix} {}_1p_{x+1}^{13} & {}_1p_{x+1}^{23} & {}_1p_{x+1}^{33} \end{bmatrix}^T$，则第二年赔付精算现值为：$\begin{bmatrix} {}_1p_x^{11} & {}_1p_x^{12} & {}_1p_x^{13} \end{bmatrix} \cdot \begin{bmatrix} {}_1p_{x+1}^{13} & {}_1p_{x+1}^{23} & {}_1p_{x+1}^{33} \end{bmatrix}^T \cdot s_{x+2}^{(3)} \cdot v^2$，其中 $\begin{bmatrix} {}_1p_x^{11} & {}_1p_x^{12} & {}_1p_x^{13} \end{bmatrix} \times \begin{bmatrix} {}_1p_{x+1}^{13} & {}_1p_{x+1}^{23} & {}_1p_{x+1}^{33} \end{bmatrix}^T$ 的值刚好是概率矩阵 $F(x,x+2)$ 中第1列第3行的值 ${}_2p_x^{13}$。因此：$A_{x:\overline{2|}}^i = v_x \cdot {}_1p_x^{13} \cdot s_{x+1}^{(3)} + \begin{bmatrix} {}_1p_x^{11} & {}_1p_x^{12} & {}_1p_x^{13} \end{bmatrix} \cdot \begin{bmatrix} {}_1p_{x+1}^{13} & {}_1p_{x+1}^{23} & {}_1p_{x+1}^{33} \end{bmatrix}^T \cdot s_{x+2}^{(3)} \cdot v_{x+1}^2 = \sum_{t=0}^{1} v_{x+t}^{t+1} \cdot {}_tp_x^{ij} \cdot s_{x+t}^{(j)}$

由此递推出如下定价公式：

（1）x 岁投保、投保时状态为 i、保险期限为 n 年、即期趸缴保费为 $A_{x:\overline{n|}}^i$：

$$A_{x:\overline{n|}}^i = \sum_{t=0}^{n-1} v_{x+t}^{t+1} \cdot {}_tp_x^{ij} \cdot s_{x+t}^{(j)}, \ i = \{1,2,3\} \tag{6.4}$$

其中，${}_tp_x^{ij}$ 为概率矩阵 $F(x,x+t)$ 中第 i 行第 j 列的值。

（2）x 岁投保、投保时状态为 i、保险期限为 n、延期 m 年支付的趸缴保费 ${}_{n|m}A_x$：

因为 x 岁健康的被保险人 m 年后处于不同健康状态的概率为 $\begin{bmatrix} {}_{m}p_x^{i1} & {}_{m}p_x^{i2} & {}_{m}p_x^{i3} & {}_{m}p_x^{i4} \end{bmatrix}$，每种状态未来的赔付期望可由式（6.4）计算为 $\begin{bmatrix} A_{x+m:\overline{n|}}^1 & A_{x+m:\overline{n|}}^2 & A_{x+m:\overline{n|}}^3 & 0 \end{bmatrix}^T$，则有：

$$_{n|m}A_x^i = \begin{bmatrix} {}_{m}p_x^{i1} & {}_{m}p_x^{i2} & {}_{m}p_x^{i3} & {}_{m}p_x^{i4} \end{bmatrix} \cdot \begin{bmatrix} A_{x+m:\overline{n|}}^1 & A_{x+m:\overline{n|}}^2 & A_{x+m:\overline{n|}}^3 & 0 \end{bmatrix}^T = \sum_{j=1}^{3} {}_{m}p_x^{ij} \cdot A_{x+m:\overline{n|}}^j \cdot v^m$$

$$(6.5)$$

（3）x 岁投保、投保时状态为 i、保险期限为 n、延期 m 年支付、m 年期初缴均衡保费为 $_{n|m}P_x^i$，比如 25 岁的健康人群，购买的保障是 65 岁开始，30 年内只要处于失能状态可获得赔付 1。那么从 25 岁开始到 65 岁，只要生存就每年等额支付保费，支付的金额就可表示为 $_{30|40}P_{25}^1$：

$$_{n|m}P_x^i = \frac{_{n|m}A_x^i}{\sum_{t=0}^{m-1}(1 - {}_{t}q_x^{i4}) \cdot v_{x+t}^t}$$

$$(6.6)$$

式中，${}_{t}q_x^{i4}$ 表示 x 岁状态为 i、$x+t$ 时状态为 4（即死亡）的概率；$(1 - {}_{t}q_x^{i4})$ 是生存概率，即被保险人只有在生存条件下缴费。该数据可以从生命表中获得。

三、研究步骤

根据样本的数据特征和研究目的，研究思路如下：

（十年期健康状态人口向量）=（基期健康状态人口向量）×

（十年期健康状态转移矩阵）

其中，十年期健康状态转移矩阵的计算过程为：三年期状态转移概率矩阵→一年期状态转移概率矩阵→十年期状态转移概率矩阵

状态转移并持续的期望时间 $T(x)$ 的计算根据式（6.3），其中转移概率来自一年期转移概率矩阵。

第三节　计算结果

一、十年期转移概率矩阵

根据完整的转移概率矩阵，我们可以按年龄和性别预测期初不同健康状态的老人未来健康变动轨迹，即不同健康状态的老年人口规模理论上如何变化。由于我们以 5 年为一组，预测期 10 年，因此将预测期分为两段，前 5 年

采用该按年龄别的转移概率，后 5 年采用对应的下一年龄段的转移概率，同时假设 5 年中的每一年转移概率矩阵满足时齐性。比如，用 $_1P_{65-70}$ 表示 65～70 岁年龄段一年期转移概率，$_1P_{70-75}$ 表示 70～75 岁年龄段一年期转移概率，则 65～75 岁年龄段十年期转移概率为 $_{10}P_{65-75}=(_1P_{65-70})^5\cdot(_1P_{70-75})^5$。其余组别计算方法相同。95＋组别人群十年后生存率非常低，所以假定全部处于状态 4。依此方法通过编程，计算结果如表 6.1 和图 6.1。

表 6.1　十年期健康状态转移概率矩阵

年龄	男性					女性				
	状态	1	2	3	4	状态	1	2	3	4
66～70	1	0.371	0.248	0.075	0.307	1	0.294	0.338	0.155	0.214
	2	0.343	0.234	0.072	0.352	2	0.278	0.330	0.153	0.240
	3	0.305	0.212	0.067	0.416	3	0.243	0.300	0.148	0.309
	4	0	0	0	1	4	0	0	0	1
71～75	1	0.148	0.259	0.107	0.486	1	0.139	0.288	0.206	0.367
	2	0.141	0.248	0.104	0.508	2	0.125	0.269	0.200	0.405
	3	0.100	0.177	0.075	0.648	3	0.091	0.204	0.160	0.545
	4	0	0	0	1	4	0	0	0	1
76～80	1	0.081	0.182	0.110	0.628	1	0.036	0.207	0.222	0.535
	2	0.073	0.172	0.105	0.650	2	0.030	0.182	0.200	0.589
	3	0.046	0.115	0.071	0.768	3	0.024	0.154	0.173	0.650
	4	0	0	0	1	4	0	0	0	1
81～85	1	0.015	0.127	0.100	0.757	1	0.011	0.110	0.197	0.682
	2	0.012	0.102	0.083	0.803	2	0.009	0.088	0.163	0.740
	3	0.010	0.082	0.069	0.839	3	0.007	0.072	0.137	0.784
	4	0	0	0	1	4	0	0	0	1

续表

年龄	男性					女性				
	状态	1	2	3	4	状态	1	2	3	4
86~90	1	0.004	0.043	0.073	0.880	1	0.002	0.044	0.132	0.822
	2	0.003	0.031	0.053	0.914	2	0.002	0.038	0.116	0.845
	3	0.002	0.022	0.038	0.938	3	0.001	0.024	0.076	0.899
	4	0	0	0	1	4	0	0	0	1
91~95	1	0.002	0.018	0.036	0.944	1	0.001	0.010	0.045	0.946
	2	0.001	0.013	0.026	0.960	2	0.001	0.011	0.051	0.938
	3	0.001	0.008	0.018	0.973	3	0.000	0.006	0.030	0.964
	4	0	0	0	1	4	0	0	0	1

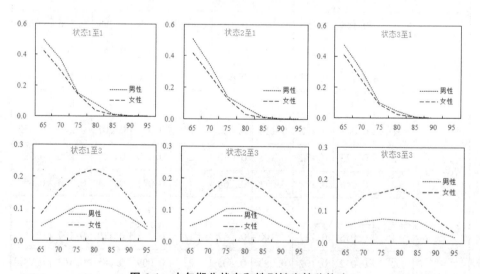

图6.1 十年期分状态和性别健康转移轨迹

由表 6.1 可知，65～70 岁的健康男性十年后仍然健康的比例为 0.371，健康受损的比例为 0.248，存在功能障碍的概率为 0.075，死亡的概率为 0.307。其余含义同。根据图 6.1，首先看健康概率在性别上的差异，可以看出男性比女性具有健康优势，无论期初处于何种状态，十年后转移至健康的概率男性均大于女性，但在 70 岁以后健康优势逐渐减弱，至 80＋岁不存在显著差异。这是因为现在 70 岁的人群十年后 80 岁，而 80＋岁的男性较女性已不具有明显健康优势，这与前面的结果也是相符的。然后对比期初不同状态的转移概率差异，无论在哪个年龄段，女性转移至状态 3 的概率均大于男性，在 75 岁左右该差异达到最大，也即在 75～80 岁的老人中，女性需要护理的人数比例明显大于男性。之所以差异出现倒 U 形，是因为 75 岁之后死亡率开始增加，这从第三章的死亡率数据可以看出。另外，对比不同初始状态人群的健康变化趋势，初始健康状况良好十年后仍能保持良好的概率略大于初始健康不好的群体，但差异并不大。初始状态良好的个体发生失能的概率要略大于其他群体，尤其是女性，这是因为初始健康状态不好的个体死亡概率更大，而初始健康良好的个体随着年龄递增带病存活的概率更大，这一特征在男性群体中表现得并不明显。

另外，为了进一步比较不同性别健康状态转移概率的差异，利用表 6.1 数据进行非参数 Wilcoxon 带符号秩检验。非参数检验是统计分析方法的重要组成部分，它与参数检验共同构成统计推断的基本内容。参数检验是在总体分布形式已知的情况下，对总体分布的参数如均值、方差等进行推断的方法。但是在数据分析过程中，由于种种原因可能无法推断总体的分布形态，但又希望能从样本出发估计出总体的尽可能多的信息，非参数检验正是基于这种考虑，在总体分布未知或知之甚少的情况下，利用样本数据对总体分布等进行推断的一类方法。

Wilcoxon 带符号秩检验是非参数检验的一种，通过分析两配对样本，对样本来自的两总体的分布是否存在差异进行判断。因为无法得到关于健康转移概率的理论分布，本章的样本量也不足以支持对分布进行假设和检验，因此选用非参数检验，又因为这里进行的男女同等年龄上的对比，因此采用两配对样本的非参数检验，带符号秩的检验可进一步判断大小关系。检验结果如表 6.2 所示。

表6.2　按性别转移概率的非参数检验

检验项目	男性状态1—女性状态1				男性状态3—女性状态3				男性状态4—女性状态4			
	负秩	正秩	结	总数	负秩	正秩	结	总数	负秩	正秩	结	总数
N	18	0	0	18	0	18	0	18	17	1	0	18
秩均值	9.5	0			0	9.5			10.0	1.0		
秩和	171.0	0.0			0.0	171.0			170.0	1.0		

注：男性状态1—女性状态1表示男性转移至状态1（健康）的概率与女性转移至状态1的概率对比。负秩表示男性转移概率低于女性，正秩表示高于女性，结表示两者相等，其余同。

根据表6.2，无论转移至何种状态，不同性别转移概率存在显著差异，而且正负关系再次检验了男性比女性具有健康优势（见表中女性状态1—男性状态1），女性比男性具有生存优势（见表中女性状态4—男性状态4），女性的概率大于男性（见表女性状态3—男性状态3）的结论，三者叠加可以预见，未来女性将是失能护理需求的重要人群。

二、长期护理需求人口规模预测

（一）各健康状态人口规模预测

以中国人口统计年鉴的人口结构数据为基数，依据 CLHLS 调查数据计算各年龄段各健康状态所占比例，基期人口数与对应比例向量相乘即得基期健康状态人口向量。依据本章对健康状态及标准的界定，测算出基期 65 岁及以上失能人口比例为 9.4%，该比例高于中国老龄科学研究中心课题组（2011）的预测结果 6.25%，其原因可能在于对失能状态的界定不同，本书对失能状态的界定包含了得分低于 18 分的认知障碍。

基期健康状态人口向量乘以相应的十年期转移概率矩阵，即可计算十年后各状态人口数量，如表 6.3。为了了解未来各年龄人群中处于不同健康状态的比例，本书重点关注了健康状况受损和功能障碍人口所占比例，如图 6.2。按性别不同状态人数的非参数检验如表 6.4。

表6.3　十年期后不同健康状态人口数量　　　单位：千人

年龄	男性				女性			
	1	2	3	4	1	2	3	4
65~70	153 640	103 189	31 241	136 966	121 572	141 976	65 526	96 963
70~75	39 185	68 672	28 616	139 877	36 383	77 365	56 975	116 042
75~80	14 666	33 875	20 616	126 460	6 628	39 805	43 519	125 691
80~85	1 357	11 512	9 377	89 480	1 186	12 059	22 368	105 921
85~90	118	1 309	2 259	41 160	107	2 082	6 431	58 291
90+	14	128	266	11 431	10	164	804	20 959

表6.4　按性别不同状态人数的非参数检验

检验项目	男性状态1—女性状态1	男性状态3—女性状态3	男性状态4—女性状态4
Z	3.7[a]	3.7[b]	3.6[a]
渐近显著性	0.0	0.0	0.0

注：表中数据为秩和检验统计量。a基于正秩，b基于负秩。

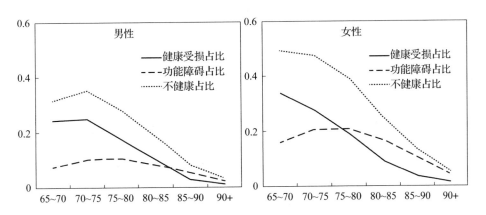

图6.2　按性别不同状态人数非参数检验

根据表 6.3，现在 65~70 岁的男性 10 年后健康人口数量为 153 640 000，健康受损人数为 103 189 000，功能障碍即需求长期护理人口为 31 241 000，死亡人数为 136 966 000。其余同。原 95 + 组 10 年后处于 105 + ，推定全部处于死亡状态，表中不再列出。由表 6.3 和表 6.4，在相同年龄段，男性老人健康人口数量大于女性，同时 80~85 岁之前死亡人数也大于女性，后期死亡人数低于女性是因为男性老人总人数规模变小，说明男性具有健康上的优势和生存上的劣势，秩和检验也充分验证了这个结论。从失能人数年龄分布来看，无论男性老人还是女性老人，都呈现先增后减现象，65~70 岁年龄段的功能障碍老人数量最多。同时，我们对比了在各年龄段健康受损、功能障碍老人及两者之和所得到的不健康人数占比，如图 6.2。首先从性别差异来看，各状态占比随年龄的变化曲线基本是一致的，但数据上女性几乎总是大于男性，尤其是障碍老人概率，再次说明相对于男性，女性的健康状况更糟。再来看曲线的形状，健康受损的比例随年龄递增在减少，功能障碍老人比例先增后减，其实这并不一定意味着年龄越大健康状况变好，很可能是由于死亡率增大，科学的判断应当是剔除死亡因素的影响再进行对比，这将是本书后面章节的内容。

（二）十年期前后功能障碍老人人口规模对比

接下来重点关注十年期前后功能障碍人口数量对比。我们所做的是十年前后同等年龄组功能障碍人口的对比，比如，现在 75~80 岁功能障碍人口和十年后 75~80 岁功能障碍人口数量的对比。由于样本的第一年龄段是 65~70 岁，十年后对应的是 75~80 岁，因此我们将十年后 75~80 岁功能障碍人口数量与现在的 65~70 岁功能障碍人口数量进行对比，其余类推。原 85~90 岁、90~95 岁及 95 + 组十年后处于 95 + ，因此将三组数据相加与现在的 95 + 组数据对比。表 6.5 和图 6.3 显示，无论男性还是女性，相对于基期，功能障碍人口数量各年龄段都有不同程度增加，其中 75~80 岁年龄组功能障碍人数增加非常明显。从总量来看，男性功能障碍人口数量是基期数量的 1.50 倍，女性是基期的 1.57 倍，功能障碍人口总量达到基期的 1.55 倍。从功能障碍人数变化的年龄特征来看，从 70~75 岁年龄段过渡到 75~80 岁年龄段的功能障碍人数变化呈现递增趋势，到 80~85 岁年龄数变化达到最大，85 + 以上开始呈下降趋势；各年龄段功能障碍女性老人数量均大于男性老人数量，总量上女性功能障碍人数是男性功能障碍人数的 2.11 倍。按学者黄枫的研究结果，假定增长速度不变，十年期（即本文研究的 2026 年）女性功能障碍人口数量是基期的 2.0 倍，男性功能障碍人口数量基本平稳，总的功能障碍人口数量是基期的 1.57 倍；林宝测算出，功能障碍人口在 2032 年以前每年以 3% 的速率增长，按此比例计算，2026 年的功能障碍人口数量将是现在的 1.35 倍。存在差异的原因可能在于健康状态界定标准和预测方法不同。

表 6.5　十年期前后功能障碍人口规模对比　　单位：千人

预测期年龄	男性		女性		总和	
	基期	预测期	基期	预测期	基期	预测期
75~80	9 222	31 241	22 319	65 526	31 541	96 767
80~85	25 729	28 616	54 761	56 975	80 490	85 591
85~90	16 301	20 616	34 398	43 519	50 699	64 135
90~95	6 353	9 377	14 814	22 368	21 167	31 745
95+	1 407	2 525	4 257	7 235	5 664	9 760
总和	59 012	92 375	130 549	195 623	189 561	287 989

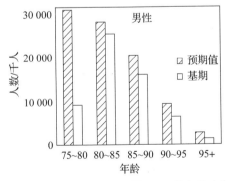
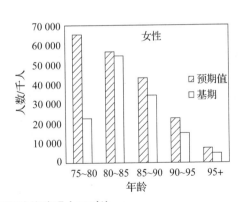

图 6.3　分年龄十年期功能障碍人口对比

三、长期护理需求期望时间估计

需要长期护理的时间显然是长期护理需求预测的关键变量，本章预测了未来十年各组别转移至目标状态并在目标状态停留的平均时间。同样地，因为原95＋组十年后处于105＋，推定全部处于死亡状态，表中不再列出。计算结果如表6.6、图6.4和图6.5。

表6.6　未来十年各状态停留时间　　　　　　　单位：年

年龄	男性					女性				
	状态	1	2	3	4	状态	1	2	3	4
65~70	1	5.641	2.442	0.479	1.439	1	4.539	3.562	0.922	0.978
	2	3.692	3.632	0.857	1.820	2	3.311	4.287	1.213	1.189
	3	2.565	3.071	1.936	2.429	3	2.185	3.625	2.385	1.806
70~75	1	3.865	2.796	0.840	2.498	1	3.756	2.929	1.674	1.642
	2	2.798	3.436	1.051	2.715	2	1.765	4.637	1.577	2.021
	3	1.743	2.249	1.424	4.585	3	1.408	1.820	3.267	3.505
75~80	1	2.422	2.984	1.044	3.550	1	2.078	3.351	1.876	2.693
	2	1.430	3.332	1.525	3.714	2	1.048	3.227	2.406	3.320
	3	0.553	2.089	1.817	5.542	3	0.466	2.342	3.102	4.091
80~85	1	2.021	2.483	1.284	4.212	1	1.348	2.968	2.166	3.518
	2	0.628	2.930	1.497	4.945	2	0.307	2.624	2.745	4.324
	3	0.316	1.951	2.089	5.644	3	0.135	1.732	3.014	5.119
85~90	1	0.677	2.916	1.392	5.016	1	0.440	2.650	2.233	4.678
	2	0.208	2.145	1.432	6.215	2	0.173	2.111	2.629	5.087
	3	0.099	0.997	1.920	6.984	3	0.065	0.761	2.760	6.415
90~95	1	0.437	2.037	1.234	6.291	1	0.509	1.107	1.816	6.568
	2	0.089	1.421	1.506	6.984	2	0.026	1.499	2.501	5.974
	3	0.060	0.510	1.673	7.756	3	0.033	0.425	2.236	7.307

注：由于四舍五入，持续时间之和相加不完全等于10。

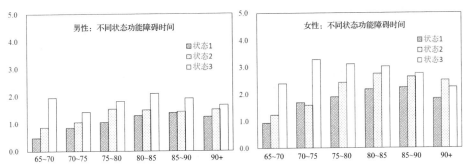

图 6.4　按性别不同初始状态功能障碍持续时间对比

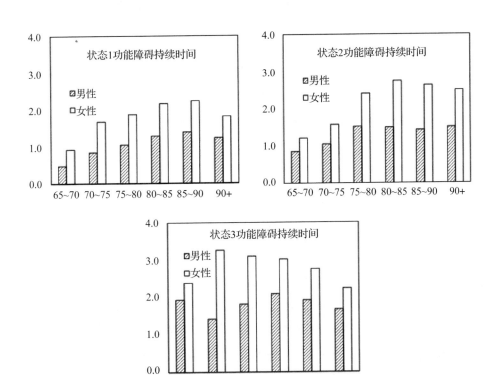

图 6.5　按状态不同年龄功能障碍持续时间对比

　　由表6.5，根据式（6.3）得到各状态持续时间，如表6.6。表6.5数据显示，65～70岁的健康（状态1）男性在未来10年中仍然健康（状态1）的时间为5.641年，处于状态2的平均时间为2.442年，状态3的平均时间为0.479年，状态4的平均时间为1.439年。其余同。结合表6.6和图6.4可知，在相同年龄及相同状态下，男性老人在健康状态1停留的时间均长于女性，具有健康优势，同时在死亡状态停留时间也长于女性（除90＋年龄初始健康状态为1之外），即女性具有生存优势。图6.5显示，无论初始状态及性别如何，失能的持续时间与年龄是非线性的，总的来看呈现先增后缓慢递减的趋势，在70～85岁年龄段未来需要护理的平均时间相对较长。横向对比来看，同等年龄下期初是功能障碍状态，那么停留在功能障碍状态的时间最长，初始状态良好则可能停留的时间相对较少，所以初始健康糟糕的老人具有很大的长期护理需求压力；功能障碍持续时间按性别对比，无论何种状态和年龄阶段，女性老人需要护理的平均时间要长于男性老人，而且在70～75岁年龄段差异很明显，尤其在状态2情况下两者差异将持续至90～95岁年龄段。因此综合来看，初始状态糟糕、70～85岁年龄段的女性是未来需要长期护理的主要人群。

四、长期护理保险费率估计

　　根据费率公式及样本数据特征，费率计算第一步是一年期转移概率矩阵，然后是t年期转移概率矩阵，最后是费率厘定。

（一）一年期转移概率矩阵

　　表6.7是不同年龄和性别一年期健康状态转移概率矩阵。样本首先按年龄和性别分组，按年龄和性别分组是保险常见分类方式，同时参考相关险种支付条件，本文设置支付年龄为65岁。对每组中个体依据状态界定标准分类，跟踪各类别个体在期末所处状态，然后计算期末所处各状态人数占期初人数的比例，以此作为对应期限的转移概率，然后计算一年期转移矩阵。如表6.7，65～70岁的健康（即状态1）男性，期末仍健康的概率为0.8473，转化为状态2的概率为0.1331，转为状态3的概率为0.0008，转为状态4（即死亡）的概率为0.0188。其他数据含义同。由于30期之后（即95岁以上）转移至各状态的人数可能是个位数，将导致转移概率的不稳定性，所以推定95＋组未来均转为状态4。

表 6.7　一年期健康状态转移概率矩阵

年龄	状态	男性				女性			
		1	2	3	4	1	2	3	4
65~70	1	0.847 3	0.133 1	0.000 8	0.018 8	0.743 4	0.236 7	0.008 4	0.011 5
	2	0.211 1	0.676 6	0.079 8	0.032 5	0.237 4	0.663 8	0.079 4	0.019 4
	3	0.038 8	0.310 5	0.587 4	0.063 3	0.027 9	0.318 2	0.603 9	0.050 0
70~75	1	0.746 5	0.186 7	0.030 1	0.036 6	0.779 2	0.137 3	0.072 6	0.010 9
	2	0.260 6	0.598 8	0.104 3	0.036 3	0.101 1	0.812 7	0.055 6	0.030 6
	3	0.023 4	0.236 8	0.543 5	0.196 3	0.026 5	0.061 1	0.809 3	0.103 1
75~80	1	0.608 6	0.317 8	0.000 8	0.072 8	0.587 7	0.377 5	0.005 4	0.029 4
	2	0.163 9	0.617 5	0.172 8	0.045 8	0.147 3	0.573 9	0.218 3	0.060 5
	3	0.004 1	0.268 7	0.504 4	0.222 8	0.001 4	0.234 8	0.650 0	0.113 7
80~85	1	0.655 8	0.214 6	0.066 2	0.063 4	0.538 4	0.421 7	0.003 3	0.036 6
	2	0.080 9	0.648 2	0.160 6	0.110 3	0.048 1	0.587 0	0.293 0	0.072 0
	3	0.014 8	0.231 3	0.578 6	0.176 3	0.001 0	0.208 8	0.638 3	0.151 8
85~90	1	0.332 1	0.572 2	0.015 4	0.080 3	0.232 1	0.683 0	0.011 5	0.073 4
	2	0.044 7	0.609 7	0.183 1	0.162 5	0.043 2	0.599 2	0.285 1	0.072 5
	3	0.011 7	0.137 0	0.595 3	0.256 0	0.008 1	0.085 6	0.691 3	0.214 9
90~95	1	0.266 0	0.630 1	0.000 5	0.103 4	0.329 5	0.279 5	0.186 7	0.204 2
	2	0.019 3	0.522 8	0.272 7	0.185 2	0.000 3	0.551 8	0.377 6	0.070 2
	3	0.013 2	0.083 9	0.581 6	0.321 3	0.007 4	0.065 3	0.654 9	0.272 4
95+	1	0.412 8	0.346 6	0.153 0	0.087 5	0.224 4	0.161 1	0.579 1	0.035 4
	2	0.026 4	0.520 2	0.271 3	0.182 1	0.023 5	0.518 9	0.295 7	0.161 9
	3	0.001 2	0.060 7	0.548 3	0.389 8	0.000 4	0.027 7	0.615 7	0.356 3

注：由于四舍五入，会出现概率相加之和不严格等于 1；状态 4 为吸收态，转移至状态 1、2、3 的概率为 0，转移至状态 4 的概率为 1，即所在行为单位行。为简化该表，该行未在表中列出，但如果引用该表进行后续计算时该行不能省略。

（二）费率测算结果

为更清晰说明本文模型的运用及计算过程，模型做了部分假设和简化，忽略实务条款的具体规定，如免责期、等待期等，因此计算结果可以用作参考基准，但其绝对大小不宜被视为必然准确数据。

1. 未来失能的总支付成本

测算假设：年初支付、支付金额为单位 1，支付条件为 65 岁及以上处于状态 3、支付期限为最高年龄（本文为 95 岁），$i = 0.03$，分性别和状态的支付成本如表 6.8。

表 6.8　分性别、状态的未来失能支出

性别	状态 1	状态 2	状态 3
男性	1.208	1.526	2.512
女性	2.502	2.735	3.746

由表 6.8 可知，男性在状态 1、状态 2 和状态 3 时未来的失能支出分别是 1.208、1.526 和 2.512，女性对应数据是 2.502、2.735 和 3.746，女性的支出几乎是男性的 2 倍。不同初始状态未来支出的差异也较大，状态 3 远大于状态 1 的支出，女性状态 3 的未来支出是男性状态 1 的 3 倍多，性别状态间如此大的差异说明分类计算支付成本的必要性。另外，该结果与现有研究相比，尽管计算假设有异，致使和本章结果的绝对值有差异，但不同状态及不同性别支出数量的比例关系是一致的。

2. 分年龄和性别的趸缴费率

如表 6.9，本章测算的是健康投保人所缴费率，实际上健康状态不同费率差别较大，但由于在实际运用时，保险公司通常只对初始状态为健康的投保人承保，因此本章也仅计算健康投保人的费率。从表 6.9 可以看出，25 岁男性的趸缴费率为 0.351，女性为 0.752，也就是说，25 岁的健康男性现在支付 0.351 单位，女性支付 0.752 单位的保费，均可获得 65 岁以后的失能保障，即失能时每年有 1 单位的补偿。图 6.6 反映了不同年龄费率趋势及性别差异。从趋势看，费率随年龄增长而加速递增，尤其女性费率增加趋势明显。从性别差异来看，女性费率始终大于男性，基本是男性费率的 2 倍。该结论与男性具有健康优势、女性具有生存优势的事实相一致。对比学者王新军和王佳宇（2018）的研究结果，因支付条件及研究假设不同，费率的绝对结果存在差异，但费率趋势及性别差异规律具有相似性。

表 6.9 长期护理保险趸缴费率

年龄	男性	女性	年龄	男性	女性	年龄	男性	女性
25	0.351	0.752	37	0.506	1.077	49	0.734	1.553
26	0.362	0.775	38	0.521	1.110	50	0.758	1.603
27	0.373	0.799	39	0.538	1.144	51	0.783	1.654
28	0.385	0.823	40	0.554	1.179	52	0.809	1.707
29	0.396	0.848	41	0.572	1.215	53	0.836	1.762
30	0.409	0.873	42	0.590	1.253	54	0.864	1.819
31	0.421	0.900	43	0.608	1.292	55	0.893	1.879
32	0.434	0.927	44	0.627	1.331	56	0.923	1.941
33	0.448	0.955	45	0.647	1.373	57	0.955	2.005
34	0.461	0.985	46	0.668	1.416	58	0.988	2.072
35	0.476	1.014	47	0.689	1.460	59	1.023	2.142
36	0.490	1.045	48	0.712	1.506			

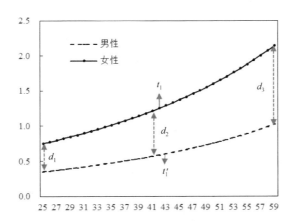

图 6.6 趸缴费率随年龄变化趋势

3. x 岁投保、生存状态下每期缴费、缴费期为 60 − x 的均衡费率

如表 6.10，需要说明的是，选择缴费至 60 岁是考虑我国的退休年龄，因此该保费可为长期护理保险制度费率厘定提供参考。该均衡费率的计算公式是式（6.6），其中（$1 - {}_tq_x^{i4}$）生存概率是根据中国人身保险业经验生命表（2010—2013）计算得到的。该费率表为不同年龄分性别的均衡费率，比如 25 岁男性的均衡费率为 0.017，女性均衡费率为 0.036。

表 6.10　长期护理保险均衡费率

年龄	男性	女性	年龄	男性	女性	年龄	男性	女性
25	0.017	0.036	37	0.033	0.067	49	0.083	0.170
26	0.018	0.038	38	0.035	0.071	50	0.092	0.190
27	0.019	0.039	39	0.037	0.076	51	0.104	0.214
28	0.020	0.041	40	0.039	0.081	52	0.118	0.244
29	0.021	0.044	41	0.042	0.087	53	0.137	0.283
30	0.022	0.046	42	0.045	0.093	54	0.162	0.335
31	0.023	0.048	43	0.049	0.100	55	0.197	0.408
32	0.025	0.051	44	0.053	0.108	56	0.249	0.517
33	0.026	0.053	45	0.057	0.117	57	0.336	0.698
34	0.027	0.056	46	0.062	0.127	58	0.509	1.062
35	0.029	0.060	47	0.068	0.139	59	1.029	2.087
36	0.031	0.063	48	0.075	0.153			

图 6.7 是表 6.10 的直观展示。从图 6.7 可以看出不同年龄均衡费率的变化，50 岁左右开始费率呈指数上升，费率的性别差异亦在 50 岁之后非常明显，主要原因在于 50 岁之后健康的性别差异开始显现。这个图给出的现实启示是，如果实行长期护理保险制度，宜早期实行分摊，避免出现年龄大支付能力相对较弱却要支付较高的费率从而导致需求不足的局面。

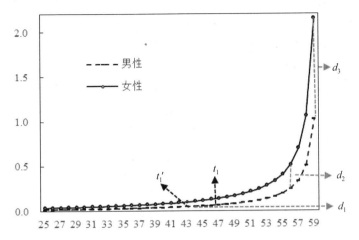

图6.7　均衡费率随年龄变化趋势

第四节　总结和结论

　　长期护理需求预测及长期护理保险费率厘定是政策制定者筹划老年人所需的医疗服务和护理服务的数理基础，是老年护理保障制度建设的基础资料。对比目前存在的两种预测方法，由于宏观模拟受限于诸多关键因素的选择和假设，在数据可得情况下基于微观数据的预测模型相对占优。我国北京大学老龄健康与家庭研究中心的 CLHLS 项目使得国内基于微观预测的研究取得一定进展，但在运用上仍存在一些改进空间。一是转移概率矩阵构建，直接借用国外转移概率或简单环比方法精度较低，不能满足保险制度设计要求。多元回归模型构建方法是更常见的方法，但由于健康状况变化具有复杂、多样和多维的特征，回归模型中解释变量的选择具有多样性和主观性，因此在数据可得情况下，基于追踪数据本身构建转移概率，才能更好地捕捉老年人健康状态的动态演化。二是 Markov 过程的时齐性假设，时齐性假设的本质是转移强度为不变常数，转移概率只与间隔时间有关，而与所处的时间点无关。该假设对于转移概率函数的表达很方便，但健康状况变化是与年龄相关的，不同年龄的人健康变化不同，即转移概率与所处时间点有关，因此 Markov 过程的时齐性假设是不合适的。三是关于护理需求时间预测的研究并不多，在仅有的文献中表述并不清楚，但护理需求时间和护理人口规模同样是预测护理费用的关键。四是基于精算公平理论推导的费率公式及估算结果，能够为长护险产品定价或长期护理保障成本估计提供参考，尤其适用于根据护理等级支付不同保险金的情况。

鉴于此，本章基于微观模拟预测方法，运用多状态 Markov 链构建健康状态之间的转移概率，考虑到健康状态变动的年龄特征，采用分段常数 Markov 过程对未来不同状态人口规模进行预测，同时基于精算理论推导转移至各状态并停留期望时间。研究结果显示：（1）健康变动具有明显的性别和年龄差异，女性老人较男性老人有明显的生存优势，而男性老人较女性老人具有健康优势。两者叠加使得 2026 年不同年龄段的功能障碍女性人口数量达到男性数量的 2 倍左右，其中以 70~80 岁年龄段数量差异最大；死亡风险和健康风险均随着年龄的增长而增加，也随着初始健康状况的恶化而增加，初始健康状态不好的人群需要长期护理的可能性更大。（2）不同健康状态下分性别和年龄的各状态停留时间的分布呈现出与人口规模分布相似的特征。在其他条件相同情况下，男性维持健康状态的时间长于女性，具有明显健康优势；男性处于死亡状态停留时间长于女性，即女性具有生存优势；男性停留功能障碍状态时间少于女性，功能障碍持续时间与年龄呈非线性变化，总的来看是先增后缓慢递减趋势，在 70~85 岁年龄段的功能障碍状态持续时间较长；失能持续时间与初始健康状态有关，初始健康状态较差的人群具有更长的失能持续时间。

本章所构建的方法为在有限数据条件下研究老年健康动态变化提供了新的思路，丰富和补充了与长期照护需求相关的研究文献，提供了与传统精算方法进行比较的方案。当然模型仍存在一些值得探讨的问题，由于本章目的在于费率厘定方法的研究，在实际测算时忽略了实务中的一些细节，比如实务中长期护理保险会有等待期、不同护理等级支付不同金额、有最大支付年限等，所以本章的估算结果仅能作为费率参考而不能作为必然结果。

第三篇　拓展篇

第七章
老年健康与区域差异

导读：健康地理格局的形成具有内生性，但改善健康状态、公平实现地区等值发展是"健康中国"社会的重要指标之一。基于此，本章探讨中国老年群体的健康差异问题，利用中国老年健康跟踪调查数据，在健康水平空间分布特征进行事实描述的基础上，借助 Dagum 基尼系数和空间收敛模型对差异来源及其收敛性展开实证研究。研究发现，中国老年健康水平存在显著空间非均衡特征，具体表现为中、西部较低东、东北部较高的分布态势，地区间差异是总体差异的主要来源，地区内差异贡献率较低；区域间及区域内差异均不存在持续收缩趋势，而是收敛与发散并存，但健康水平较低地区的发展速度相对较快，从而区域差异趋于 β 收敛；差异的收敛机制存在异质性，东、东北部地区健康水平较高的省市对邻域发展具有带动和溢出效应，但中、西部地区各省市区竞争激烈，健康差异的收敛更依赖于整体经济水平的提高。收敛机制的差异性暗示了公共政策的制定不能笼统处理健康差异的收缩问题，清楚其内在机制将使健康干预政策更具针对性。

第一节　引言与文献综述

健康被认为是人的基本权利之一，世界卫生组织提出人人享有健康的战略目标，不仅指良好的健康水平，还包括实现地区间、人群间的健康公平，使所有成员达到尽可能高的健康水准。我国自改革开放以来，医疗卫生服务可及性明显增强，国民健康水平显著提高，但我国是一个区域发展不平衡的大国，不同地区的健康差异问题日益凸显。以人口预期寿命为例，2000 年预期寿命最高的上海为 78 岁，最低的西藏为 64 岁，两者相差 14 岁；2018 年上海预期寿命升至 84 岁，西藏为 68 岁，两者之差扩大为 16 岁。尽管健康地理格局的形成与发展具有内生性，任何国家或地区不可能实现绝对均衡，但与其他社会不平等一样，健康不平等如果持续恶化，将有损于整体的社会福利，缩小地区差距、改善健康公平、实现地区健康差异等值发展是社会公正和公平的一项重要指标。尤其随着中国老龄问题不断加剧，如何为健康相对弱势的老年群体提供公平、均等化的健康卫生服务对区域卫生健康政策的制定与实施具有重要意义。研究人员已经关注到了健康的区域差异问题，但大多仅将区域纳入健康的影响因素来考虑或是仅做描述性的分析，而对健康水平本身的动态变化及区域间差异的演化趋势缺乏系统深入的研究。鉴于此，本章以中国老年健康水平区域特征为研究对象，运用核密度估计、基尼系数及收敛性检验等方法，重点研究区域内健康水平的动态变化、区域间健康差异的分化规律及演化趋势，进而为更有针对性地制定区域健康干预政策并协同"健康中国"战略的发展提供重要的现实依据。

国际上关于健康差异的研究始于 20 世纪 70 年代。1977 年，英国政府成立了"健康不公平"研究小组，并在 1980 年 8 月向国会提交的报告中指出社会存在健康不公平现象，这份报告引发了对健康不公平的广泛关注，其中研究最多的是健康差异与社会经济的关系，虽然健康经济学要求不应考虑经济地位、个体收入而要求水平公平（即同等需要应该得到同等保障），但在现实世界中，社会经济地位往往是决定健康的重要因素，相关研究也都不约而同地集中于经济收入的健康效应。学者利用不同的样本进行考察，Mackenbach，Stirbu（2008）、Van Doorslaer et al.（1997，2000，2004）对欧洲九个国家的健康差异进行了测度，发现虽然不同国家的差异程度有所不同，但均存在亲富健康特征，Brinda et al.（2016）、Wang et al.（2016）考察了印度和中国的情况，指出收入分配和收入弹性是居民存在健康差异的重要原因。解垩（2009）检验了中国医疗卫生领域与水平公平目标的偏离程度，计算了经济收入对健康差异和医疗利用不平等的贡献度，发现中国同样具有亲富健康效应，且农村的亲富程度整体上高于城市。齐良书和李子奈（2011）的研究支持了经济收入是中国健康差异的原因，并指出健康差异存在逐年恶化的趋势，然而 Mullachery et al.（2016）及焦开山（2014）认为，经济收入对健康的影响存在"收敛假说"，在中年和老年初期经济收入的健康效应显著且逐渐扩大，但在老年时期呈收敛态势。

　　人口健康既受经济文化影响，又受区域地理环境影响，是人地关系地域系统运行状态的"显示器"之一。由于不同国家和地区自然、经济及人文条件存在较大差异，由地域引起的健康差异日益凸显并引发关注。学者的研究同样基于不同的样本展开，Zatonski（2007）发现，欧洲经济发展最大的挑战来自东西部之间持续加大的健康差异；Pearce et al.，（2006）指出，新西兰的区域健康差异已达到非常高的水平，且呈继续扩大趋势；Hong（2011）认为，韩国经济不公平加剧了地区间的健康不公平，缩小区域健康差异需要更公平的收入分配及更高的平均收入。陈东，张郁杨（2015）、杜本峰等（2013，2015）对比了中国不同省份的健康发展趋势，发现整体健康水平稳步提高，但地区非均衡特征显著且持续存在。杨振等（2018）、解垩（2011）、Zhao 等（2018）、陈明华等（2018）在对健康区域差异事实描述的基础上，利用 Dagum 基尼系数和 Kernel 密度函数等对区域差异程度进行测度，并发现人均可支配收入是导致健康区域差异的重要因素。

　　现有文献已经对中国老年健康水平的区域差异和分布动态进行了初步探索，并取得了不少成果，但鲜有学者运用分布动态学模型、Dagum（2019）基尼系数和收敛性模型对中国老年健康区域差异及分布动态演进趋势进行深入研究。分布动态学模型中的核密度估计能够对分布位置、形态、延展性等方面进行分析，有助于研究健康水平分布的形态和变化。Dagum 基尼系数在对区域差异进行描述时，可以对区域内区域间差距进行分解，更为深入地刻画健康水平的区域差异问题。收敛性模型可以进一步对区域差异的演进趋势进行检验，而加入空间因素的收敛模型能够使分析结果更加科学准确，具有更强的说服力。鉴于此，本章尝试运用以上模型和方法分析中国老年健康水平的区域差异及分布动态演进。首先运用核密度估计对健康水平分布的形态和变化趋势进行分析；其次运用 Dagum 基尼系数测度中国健康水平的区域差异大小，并进一步揭示区域差异的来源；最后运用加入空间效应的收敛模型对区域差异的演变趋势进行检验。

　　本章可能的贡献在于几个方面：运用核密度估计反映中国各地区健康分布位置和形态；有利于更深入地了解各地区健康水平的发展状态。运用 Dagum 基尼系数不仅能够描述区域差异的大小和来源问题，而且能够有效解决样本间的交叉重叠问题；加入空间因素的收敛模型，不仅能够检验健康差异未来的发展趋势，而且能够反映相邻地区健康发展的相互影响，以便制定精准的策略促进区域健康的协调发展。

第二节　研究方法与数据

一、差异测度及分解方法

Dagum 基尼系数作为广义熵指标体系的一种特殊形式，因能同时测算差异程度和差异来源，已被广泛应用到二氧化碳排放、经济发展等领域的相关研究中。本章将使用这一方法对中国老年健康水平的空间差异程度进行测算和分解。根据刘华军等（2014）的研究，Dagum 系数具体公式设定如下：

$$G = \sum_{j=1}^{k} \sum_{h=1}^{k} \sum_{i=1}^{n_j} \sum_{r=1}^{n_h} |y_{ji} - y_{hr}| / 2n^2 \bar{y} \tag{7.1}$$

其中，j、h 为区域下标，i、r 为省（市）下标，n 为省（市）个数，k 为区域个数，$n_j(n_h)$ 为第 $j(h)$ 域内省（市）个数，$y_{ji}(y_{hr})$ 为 $j(h)$ 区域 $i(r)$ 省的健康得分，$\bar{y}$ 为所有省（市）健康得分平均值。

在进行基尼系数 G 分解时，先根据各区域健康得分均值对 k 个地区进行排序，即 $\bar{y}_h \leqslant \cdots \leqslant \bar{y}_j \leqslant \cdots \leqslant \bar{y}_k$，然后将基尼系数分解为域内差异、域间差异和超变密度三个部分，其中域内差异指同一区域内不同成员的差异，类似组内差异；域间差异指不同区域间的差异，类似组间差异；而超变密度来源于不同地区间的交叉重叠现象，比如，并非东部所有省份健康水平都优于中西部的省份。式（7.2）为 j 地区基尼系数 G_{jj}，式（7.3）为区域内差异贡献 G_w，式（7.4）代表 j 地区和 h 地区的基尼系数 G_{jh}，式（7.5）为区域间差异贡献 G_{rb}；式（7.6）为超变密度贡献 G_t，它们之间的关系满足 $G = G_w + G_{rb} + G_t$。

$$G_{jj} = \frac{1}{2\bar{y}_j n_j^2} \sum_{i=1}^{n_j} \sum_{r=1}^{n_j} |y_{ji} - y_{jr}| \tag{7.2}$$

$$G_w = \sum_{j=1}^{k} G_{jj} p_j s_j \tag{7.3}$$

$$G_{jh} = \sum_{i=1}^{n_j} \sum_{r=1}^{n_h} [|y_{ji} - y_{hr}| / (n_j n_h (\bar{y}_j + \bar{y}_h))] \tag{7.4}$$

$$G_{rb} = \sum_{j=2}^{k} \sum_{h=1}^{j-1} G_{jh} (p_j s_h + p_h s_j) D_{jh} \tag{7.5}$$

$$G_t = \sum_{j=2}^{k} \sum_{h=1}^{j-1} G_{jh} (p_j s_h + p_h s_j) (1 - D_{jh}) \tag{7.6}$$

其中，$p_j = n_j/n$，$s_j = n_j \bar{y}_j / n\bar{y}$，$j = 1, 2, \cdots, k$，$D_{jh} = (d_{jh} - p_{jh})/(d_{jh} + p_{jh})$，$d_{jh}$ 表示区域 j 和 h 中所有 $y_{ji} - y_{hr} > 0$ 的样本值加总的数学期望；p_{jh} 表示区域 j 和 h 中所有 $y_{hr} - y_{ji} > 0$ 样本值加总的数学期望。

二、动态演进研究方法

运用核密度估计方法分析整体及四大区域健康得分的分布态势、分布延展性以及极化趋势。核密度估计是由给定样本点集合求解随机变量的分布密度函数的基本方法之一。解决这一问题的方法包括参数估计和非参数估计。在参数估计中，人们需要事先假定数据分布符合某种特定的性态，如线性、可化线性或指数性态等，然后在目标函数族中寻找特定的解，即确定回归模型中的未知参数。但经验和理论说明，参数模型的这种基本假定与实际的模型之间常常存在较大的差距，基于此，产生了非参数估计方法，即核密度估计方法。由于核密度估计方法不利用有关数据分布的先验知识，对数据分布不附加任何假定，是一种从数据样本本身出发研究数据分布特征的方法，因而，在统计学理论和应用领域均受到高度的重视。核密度是通过平滑的峰值函数来拟合样本数据，利用连续的密度曲线描述随机变量的分布形态，具有稳健性强、模型依赖性弱的特性。

假定随机变量 X 的密度函数为：

$$f(x) = \frac{1}{Nh} \sum_{i=1}^{N} K\left(\frac{X_i - x}{h}\right) \tag{7.7}$$

其中，N 为观察值个数，X_i 为独立同分布的样本数据，$i \in \{1, \cdots, N\}$，x 为均值，K 为核函数，h 为带宽。在本章中，X_1，X_2，$\cdots$，X_n 为各省市老年健康得分。核密度的选择需满足以下条件：

$$\begin{cases} \lim_{x \to \infty} K(x) \cdot x = 0 \\ K(x) \geqslant 0 \quad \int_{-\infty}^{+\infty} K(x) dx = 1 \\ \sup K(x) < +\infty \quad \int_{-\infty}^{+\infty} K^2(x) dx < +\infty \end{cases} \tag{7.8}$$

常用的核函数包括三角核函数、伽马核函数、高斯核函数等，本章选择高斯核函数进行分析，其表达式为：$K(x) = \dfrac{1}{\sqrt{2\pi}}\exp\left(-\dfrac{x^2}{2}\right)$。

三、差异趋势检验方法

目前，检验差异演进趋势的方法主要有 σ 收敛和 β 收敛两种检验方法，其中 β 收敛包括绝对 β 收敛和条件 β 收敛。

（一）σ 收敛

σ 收敛是对收敛概念的直观理解，即检验差异程度是否随时间呈收缩态势。本章采用变异系数作为 σ 收敛考察指标，其计算公式为：

$$\sigma_t = \sqrt{\sum_{i=1}^{n_j}(y_{i,t} - \bar{y}_{j,t})^2/n_j} \bigg/ \bar{y}_{j,t} \tag{7.9}$$

其中，σ_t 表示第 t 年的 σ 系数，i 表示第 i 个区域或省（市），n_j 表示区域或省（市）的个数，$\bar{y}_{j,t}$ 表示第 t 年 n_j 个区域或省（市）健康得分平均值。当多个年份出现 $\sigma_{t-1} > \sigma_t$ 时，认为健康差异存在 σ 收敛。

（二）β 收敛

β 收敛理论来自新古典增长理论中的"收敛铁律"，即边际报酬递减规律，初始水平较低地区的发展速度要大于初始水平较高地区的发展速度，追赶效应使得差异趋于收敛。β 收敛因能揭示收敛机制而被更广泛应用于趋同性研究（Delgado，2014；Barro，2016），尤其加入空间效应的收敛模型，使研究更加科学（Elhorst，2010）。

β 收敛包括绝对 β 收敛和条件 β 收敛。绝对 β 收敛假设各地区的发展速度仅与初始水平有关，也就是说，在各地区其他条件都相同的情况下判断差异的动态趋势，基本模型为：

$$\ln y_{j,t+1} - \ln y_{j,t} = \alpha + \beta\ln(y_{j,t}) + \varepsilon_{jt} \tag{7.10}$$

其中，$\ln y_{j,t+1} - \ln y_{j,t}$ 表示 j 区健康发展速度，ε_{jt} 表示独立同分布随机干扰项。β 为收敛系数，若 $\beta < 0$ 且在统计上显著，说明存在绝对 β 收敛，收敛速度为 $\lambda = -\dfrac{1}{T}\ln(1+\beta)$；相反，若 $\beta > 0$，说明具有发散特征。

为考察收敛发生机制，并遵循简单到复杂原则依次建立包含内生交互效应的空间滞后模型（SAR）及包含内生和外生交互效应的空间杜宾模型

（SDM），如式（7.11）和式（7.12）。

$$\ln y_{j,t+1} - \ln y_{j,t} = \alpha + \beta\ln(y_{j,t}) + \rho\sum_{h=1}^{k}(w_{jh}(\ln y_{h,t+1} - \ln y_{h,t})) + \varepsilon_{jt}$$

$$(7.11)$$

$$\ln y_{j,t+1} - \ln y_{j,t} = \alpha + \beta\ln(y_{j,t}) + \rho\sum_{h=1}^{k}(w_{jh}(\ln y_{h,t+1} - \ln y_{h,t})) +$$

$$\theta\sum_{h}^{k}w_{jh}\ln(y_{h,t}) + \varepsilon_{jt} \qquad (7.12)$$

其中，ρ 是被解释变量间的内生交互效应，反映关联区域对本域健康发展的示范效应。θ 是解释变量间的外生交互效应，反映关联区域对本域的溢出效应。w_{jh} 是空间权重矩阵元素。

本章借鉴邵帅等（2016）的矩阵设定形式，采用一阶二值邻近矩阵，若两区域有共同边界，则元素取值为1，否则为0。为保证参数估计量的一致性及模型平衡，本章将二值邻近矩阵行标准化后的矩阵作为权重矩阵。

绝对 β 收敛的假设忽略了区域禀赋特征，而实际上健康水平是具有区域内生性的，条件 β 收敛正是在绝对 β 收敛的基础上通过加入控制变量 X 来放松假设，对应的模型为：

$$\ln y_{j,t+1} - \ln y_{j,t} = \alpha + \beta\ln(y_{j,t}) + \delta\ln X_{j,t} + \varepsilon_{jt} \qquad (7.13)$$

$$\ln y_{j,t+1} - \ln y_{j,t} = \alpha + \beta\ln(y_{j,t}) + \rho\sum_{h=1}^{k}(w_{jh}(\ln y_{h,t+1} - \ln y_{h,t})) + \delta\ln X_{j,t} + \varepsilon_{jt}$$

$$(7.14)$$

$$\ln y_{j,t+1} - \ln y_{j,t} = \alpha + \beta\ln(y_{j,t}) + \rho\sum_{h=1}^{k}(w_{jh}(\ln y_{h,t+1} - \ln y_{h,t})) +$$

$$\theta\sum_{h}^{k}w_{jh}\ln(y_{h,t}) + \delta\ln X_{j,t} + \varepsilon_{jt} \qquad (7.15)$$

需要说明的是，条件 β 收敛检验首先需要设置控制变量，但控制变量的选择会因研究者的目的和兴趣而有所不同，也不可能将所有控制变量都加入其中。考虑到控制变量的研究不是本章的研究重点，过多的控制变量将会产生内生性问题，本章选择人均可支配收入作为区域特征控制变量，因为人均可支配收入既与健康水平有关，又与区域特征有关（陈东，2015；王洪亮等，2018），同时本章将对模型是否存在遗漏变量进行检验和修正。

第三节　数据来源及区域划分

本章涉及数据主要有两类。一是健康水平指标，与大多数文献一样，本章采用自评健康状况作为度量指标。自评健康指标虽有一定主观性，但能反映更多个人健康信息，并能对死亡率、发病率等做出很好预测（Gerdtham，Johannesson，1999）。自评健康数据来自北京大学老龄健康中心的 CLHLS 项目，该项目自 1998 年开始进行了 7 次调查，数据质量较好并已得到学界普遍认可。由于前两次调查对象为 80 岁及以上高龄老人，2002 年开始范围扩展到 65 岁及以上老人，因此本章研究对象设定为最近 5 次调查中 65 岁及以上人群。项目中自评健康状况为定序变量，1 = "很好"，2 = "好"，3 = "一般"，4 = "不好"，5 = "很不好"，由于定序变量选项间差异无法准确界定，本文参照杜本峰（2015）的处理方法，将健康自评中"很不好"和"不好"合并为"不好"，并从"很好"到"不好"依次赋值为 1、2、3、4。二是作为控制变量的人均可支配收入，该数据来自相应年份的中国统计年鉴。其中所涉及省（市）数据均可直接获得，区域层面数据来自所含省（市）相应指标的平均值。

区域划分：根据 2015 年政府工作报告中提出的拓展区域发展新空间，统筹实施"四大板块"和"三个支撑带"的战略组合，并依据数据可得性，将区域划分为包含 22 个省（市区）的东部、中部、西部和东北部四大区域，东部地区包括北京、天津、河北、上海、江苏、浙江、福建、山东、广东，中部地区包括山西、安徽、江西、河南、湖北、湖南，西部地区包括广西、四川、重庆、陕西，东北部地区包括辽宁、吉林、黑龙江。

第四节　中国老年健康水平的区域差异

一、事实描述

为直观反映老年健康水平的空间分布，本章首先对各省市区及四区域健康得分进行测算，如表7.1。测算结果表明，从总体上看，中国老年健康水平空间差异较大，不同区域、不同省市区呈非均衡分布态势。以 2014 年为例，健康水平前 5 位的省（市）是天津、河北、北京、山东、江苏，平均得分为 2.41，健康水平后 5 位的省（市）为福建、湖北、陕西、江西和重庆，平均得分为 2.74，两者相差 0.33。2002 年的健康分化也很明显，健康水平前 5 位与后 5 位平均得分相差 0.43，其他年份得分分布基本一致。四区域健康得分对比如图 7.1，东部和东北部健康水平始终高于整体平均水平，而中部和西部始终低于整体平均水平，其中健康水平最高的东部地区（平均得分 2.49）和健康水平最低的西部地区（平均得分 2.71）得分相差 0.22。其实，从省市健康水平排序也可以看出区域间差异，2014 年健康水平前 5 位的省市均属东部地区，后 5 位分属中部或西部。2002 年情况与此相似，前 5 位均属东部地区，后 5 位不包括东部省（市）。健康水平空间格局始终保持为东高西低的基本态势，这一特征也反映了中国老年健康水平与经济发展的地理格局存在较高的相关性，东部地区经济相对发达，拥有相对丰富的医疗资源和较高的经济支付能力，这在一定程度上降低了健康的脆弱性。

表 7.1　中国老年健康水平得分

区域	省、市、区	时间					平均
		2002	2005	2008	2011	2014	
东部	北京	2.37	2.36	2.28	2.36	2.40	2.354
	天津	2.39	2.34	2.23	2.24	2.34	2.308
	河北	2.29	2.43	2.45	2.25	2.36	2.356
	上海	2.64	2.73	2.68	2.69	2.72	2.692
	江苏	2.42	2.47	2.51	2.57	2.50	2.494
	浙江	2.52	2.52	2.27	2.58	2.60	2.498
	福建	2.72	2.66	2.55	2.74	2.72	2.678
	山东	2.36	2.36	2.34	2.42	2.47	2.390
	广东	2.76	2.59	2.60	2.59	2.73	2.654

区域	省、市、区	时间					平均
		2002	2005	2008	2011	2014	
东北	辽宁	2.60	2.57	2.59	2.53	2.68	2.594
	吉林	2.60	2.47	2.37	2.34	2.59	2.474
	黑龙江	2.49	2.55	2.17	2.47	2.53	2.442
中部	山西	2.55	2.72	2.41	2.32	2.69	2.538
	安徽	2.73	2.76	2.67	2.77	2.71	2.728
	江西	2.71	2.86	2.69	2.84	2.80	2.780
	河南	2.45	2.31	2.64	2.57	2.62	2.518
	湖北	2.78	2.79	2.78	2.77	2.77	2.778
	湖南	2.78	2.69	2.52	2.75	2.73	2.694
西部	广西	2.63	2.74	2.75	2.92	2.71	2.750
	重庆	2.82	2.69	2.61	2.74	2.82	2.736
	四川	2.69	2.46	2.70	2.68	2.70	2.646
	陕西	2.81	2.79	2.58	2.61	2.79	2.716

注：数据来源于本书作者整理。

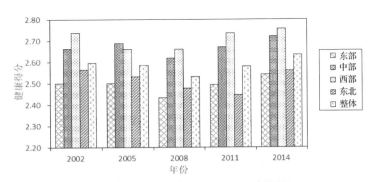

图 7.1　中国老年健康水平的区域差异

二、健康水平动态变化

本章用核密度估计方法分析整体及区域老年健康的动态变化。为保证分析结果的稳定性，将东北部和东部合并成一个东部区域，合并的原则是扩大样本容量的同时使两合并区域的健康差异相对最小。东北部只有三个省份，且东北部和东部从前文健康得分来看差异相对较小，因此后面的分析将按合并后处理。整体及区域健康变化如图7.2。

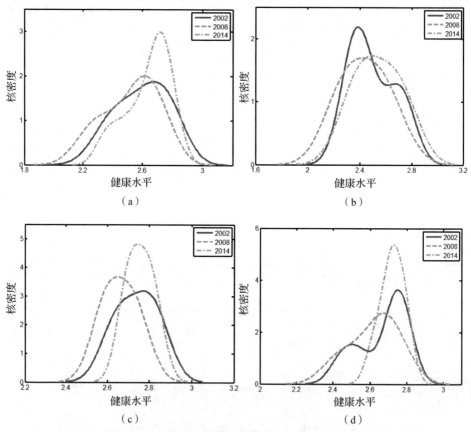

图7.2　整体及区域健康变化

（a）整体；（b）东部；（c）中部；（d）西部

注：数据源自本书作者整理，图形绘制由 MATLAB 软件进行。

图 7.2（a）描述了样本观察期内中国 22 个省市区整体老年人健康水平分布的动态演变趋势。整体分布曲线的中心经历先左偏后右偏最终回到接近起始位置的转换，主峰高度有明显上升。主峰逐渐但明显收窄，尤其是右侧边界明显趋于收敛，说明我国老年健康状况整体改善趋势不明显，但绝对差异呈缩小趋势，说明部分健康状况较差省份的健康提升的速度要大于平均水平。从极化角度看，从最初的弱双峰演变为相对强的双峰，左侧峰值显著降低，两峰高度差异明显变大，说明老年健康水平整体上随时间变化有极化趋势，区域健康差异将持续拉大。

图 7.2（b）、图 7.2（c）、图 7.2（d）显示了观察期内三个区域老年健康水平的变化趋势。首先从分布态势来看，中部和西部的中心位置经历先左后右最终回到起始偏左位置，说明这两个地区老年健康水平有不太明显的上升，而东部地区的则持续缓慢右移，说明东部地区老年健康水平在下降。从分布延展性看，东部地区的曲线峰度先快后慢下降，带宽逐渐增大，这表明东部地区的绝对差异有扩大的趋势，东部地区内省际健康得分比较分散，偏离均值的省份逐渐增多。中部地区峰度变大而带宽收窄，表明中部各省健康差异相对缩小，部分省份健康发展速度明显加快。西部的变化趋势和中部相似，说明西部健康状况较差省份追赶势头强劲，差异逐渐缩小。最后看分化趋势，东部和西部从一主一侧双峰分布逐渐演变为单峰状态，东部右侧峰值逐渐下降至平稳，说明健康较好省份的领先优势在减弱，中部地区左侧峰值直至趋于平滑，表明健康较差省份健康提升速度较快，与健康领先省份的差距逐渐缩小。西部地区保持单峰，且带宽缩小形成集聚。总体来看，区域内各省份的分散集聚特征明显，整体上看区域间集聚特征加强。

三、区域差异测算

健康得分较直观地反映了健康差异事实，但无法反映差异结构分解规律，本章使用 Dagum 基尼系数对整体及四区域的健康差异状况展开研究，结果如表 7.2 和表 7.3。

（一）整体差异测算

根据表 7.2，从整体基尼系数的大小来看，中国老年健康水平存在明显空间差异，系数值介于 0.029 6 和 0.039 2 之间，最大差异出现在 2008 年，最小差异出现在 2014 年。从差异演变趋势看，基尼系数不存在持续上升或下降态势，而阶段性变化明显，先由 2002 年的 0.035 2 缓慢上升至 2008 年的 0.039 2，年上升速度为 1.81%，然后由 2008 年快速下降至 2014 年的最低值 0.029 6，年下降速度为 4.79%，说明近年来整体健康差异在逐步缩小。

表 7.2　中国老年健康整体及区域内差异及变动

时间	整体差异	区域内差异			
		东部	中部	西部	东北
2002	0.035 2	0.035 8	0.026 2	0.015 8	0.009 5
2005	0.036 3	0.030 9	0.031 9	0.023 5	0.008 8
2008	0.039 2	0.035 5	0.025 4	0.014 1	0.020 0
2011	0.038 0	0.039 0	0.033 5	0.012 2	0.017 3
2014	0.029 6	0.031 4	0.023 5	0.018 8	0.011 0

注：数据来自本书作者根据健康得分利用 Stata 软件计算的基尼系数。

（二）区域差异分解

为进一步刻画中国老年健康区域内和区域间差异特征，测算了区域内及区域间的基尼系数。首先是区域内差异，以表 7.2 看，四区域的域内差异均呈波动性变化，除西部地区外，东、中和东北部均呈先升后降态势，尤其 2011 年的拐点特征明显。东部地区波动幅度最小，东北地区波动最大，说明东部地区各省市健康水平差距相对稳定，而东北地区各省市差异波动较大。从系数值的大小看，域内基尼系数最大的始终是东部地区，中部居于其后，西部和东北两个区域交错处于最低，说明东部各省市健康不均衡现象最为突出，而西部和东北部的各省市健康差异相对较小。

其次为区域间差异，如表 7.3。根据表 7.3，从系数变化趋势来看，整个样本期内差异变化不大，但阶段性波动明显。以东部与中部区域间差异为例，基尼系数由 2002 年的 0.039 0 上升至 2014 年的 0.043 1，增速平均为 0.8%，但在 2008 年至 2011 年间的增速达 5.7%。中部与东北部的差异从 2002 年的 0.030 5 增至 2014 年的 0.048 0，年均增长率 3.8%，说明这两个地区差异有扩大趋势。从基尼系数大小看,大部分年份,东部和中部、东北部和中部及东部和西部的域间差异稳定处于高位,而中部与西部、东部和东北部的域间差异相对较小,说明健康水平较高的区域和较低区域的差异较大,而同属高位或同属低位的差异相对较小。健康水平域间差异大小的排列顺序与事实描述部分健康水平区域分组特征也是一致的。

表7.3 中国老年健康区域间差异及变动

时间	区域间差异					
	东—中	东—西	东—东北	中—西	中—东北	西—东北
2002	0.039 0	0.048 8	0.031 8	0.025 2	0.030 5	0.032 9
2005	0.049 4	0.040 2	0.025 5	0.030 4	0.044 4	0.031 8
2008	0.044 2	0.046 3	0.037 0	0.025 0	0.049 0	0.043 1
2011	0.052 2	0.037 1	0.034 2	0.029 1	0.049 0	0.043 0
2014	0.043 1	0.039 0	0.035 0	0.024 1	0.048 0	0.033 1

四、差异来源及贡献

进一步测算差异来源和贡献率,如表7.4,区域间差异、超变密度和区域内差异对整体差异的平均贡献率分别为39.62%、36.48%和23.90%,区域间差异和超变密度是整体差异的主要来源,区域内差异贡献率最低。图7.3展示了差异贡献率的演变趋势,整个样本期内区域内差异贡献率变化幅度较小,稳定在22.68%~24.98%之间;区域间差异贡献率一直保持较高水平,其大小虽有变动但幅度不大,保持在38.27%~41.61%;超变密度反映区域交叉重叠对整体差异的贡献,其演变趋势同区域间差异贡献率相似,但变化方向大致相反。区域间差异、超变密度及区域内差异贡献率的大小及演变趋势与前文事实描述的差异特征基本一致,且区域间差异占比较大的事实为区域协调发展的健康政策的制定提供了有力支持。

表 7.4　中国老年健康总体差异来源

年份	区域内差异		区域间差异		超变密度	
	来源	贡献率/%	来源	贡献率/%	来源	贡献率/%
2002	0.008 5	24.14	0.014 0	39.84	0.012 7	36.02
2005	0.008 4	23.25	0.015 1	41.61	0.012 8	35.14
2008	0.008 9	22.68	0.015 0	38.27	0.015 3	39.05
2011	0.009 5	24.98	0.015 1	39.68	0.013 4	35.34
2014	0.007 2	24.45	0.011 4	38.68	0.010 9	36.87
平均	0.008 5	23.90	0.014 1	39.62	0.013 0	36.48

数据来源：本书作者计算。

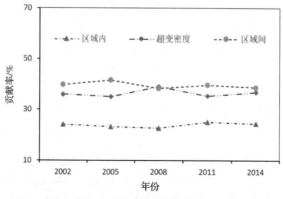

图 7.3　健康差异来源解析

第五节　中国老年健康区域差异的演进趋势

为分析中国老年健康区域差异的变化趋势及动态机制，本章构建收敛模型开展研究。

一、σ 收敛检验

本章计算了整体及区域的 σ 收敛系数，如表 7.5，图 7.4 为根据测算结果绘制的系数变化趋势。根据图7.3，整体差异的σ收敛系数并没有随着时间推移呈现一致性收敛或发散，而是表现为阶段性有升有降，但自2008年系数增至最高点后呈持续缓慢下降趋势，说明近年来老年健康水平整体差异在逐步缩小。从区域层面看，东部地区收敛系数相对平稳，没有明显上升或下降，说明东部不存在σ收敛；中部地区阶段性波动明显，且变动幅度较大，收敛趋势不明显；东北地区波动中虽有小幅度下降，但同样不存在明显收敛趋势；西部地区自2005年起收敛系数不断下降，说明西部地区近年来各省市的健康差异在变小。从σ收敛系数值的大小来看，东部和中部处于相对高位，说明这两个区域域内健康差异较大，而东北和西部域内差异相对较小。σ收敛分析结果与前文差异分解的分析结果基本一致。

表7.5 中国老年健康区域差异σ收敛系数

时间	整体	域内差异				域间差异					
		东部	中部	西部	东北	东—中	东—西	东—东北	中—西	中—东北	西—东北
2002	0.035	0.036	0.026	0.016	0.010	0.039	0.049	0.032	0.025	0.031	0.033
2005	0.036	0.031	0.032	0.024	0.009	0.049	0.040	0.026	0.030	0.044	0.032
2008	0.039	0.036	0.025	0.014	0.020	0.044	0.046	0.037	0.025	0.049	0.043
2011	0.038	0.039	0.034	0.012	0.017	0.052	0.037	0.034	0.029	0.049	0.043
2014	0.030	0.031	0.024	0.019	0.011	0.043	0.039	0.035	0.024	0.048	0.033

二、β收敛性检验

在进行检验之前，首先采用Moran's I指数考察健康水平的空间相关性。其中，空间权重采用一阶二值邻近矩阵，如果两区相邻则权重取1，否则为0。为保证估计量的一致性及模型平衡，对矩阵进行了行标准化处理。借助Geoda软件计算结果表明，Moran's I指数在0.05~0.23之间且通过5%的显著性检验，说明尽管有些年份关联度不是很强但仍通过检验，健康水平具有空间依赖性，因此此处采用加入空间效应的模型进行健康差异的收敛性分析。

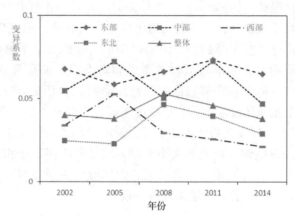

图 7.4　健康差异的 σ 收敛系数

然后检验模型（8）至（10）的适用性，此处采用 Elhorst（2014）提出的对数似然比（LR）及其稳健性（Robust）检验作为准则，结果如表 7.6。

表 7.6　收敛模型 LM 检验

绝对 β 收敛			条件 β 收敛		
模型	统计量	p 值	模型	统计量	p 值
LM(SAR)	9.857	0.005	LM(SAR)	11.357	0.000
Robust LM(SAR)	2.784	0.068	Robust LM(SAR)	3.247	0.053
LM(SDM)	18.069	0.000	LM(SDM)	21.766	0.000
Robust LM(SDM)	4.362	0.026	Robust LM(SDM)	4.894	0.047

注：这里给出的结果是整体层面的检验，区域层面检验的结果与整体具有一致性。同时为了表达紧凑，将后文的条件收敛模型检验结果一并放在本表中。

由表 7.6 可知，相对于基本模型，SAR 模型和 SDM 模型均适用于绝对 β 收敛分析。SDM 模型的 LM 统计量及 Robust 统计量值较大，而且加入解释变量空间滞后项又能在一定程度上解决因遗漏变量引致的内生性问题，因此当两模型结果出现不一致时，以 SDM 模型结果进行解释。Hausman 检验发现随机误差项与截距项存在相关性，故采用固定效应模型。

（一）绝对 β 收敛检验

表7.7的检验结果表明，整体及四区域的绝对收敛系数 β 均显著为负，说明中国老年健康水平差异具有绝对收敛特征，其中西部地区收敛速度最快，中部次之，而东部和东北地区的收敛速度较慢。从收敛机制来看，空间交互效应对区域间的健康收敛具有显著驱动，健康水平较高的地区对其他地区具有带动和辐射效应。东部地区省市间的发展也存在空间依赖性，西部和东北部的空间效应不显著。值得关注的是中部地区，其空间效应为负但仍存在收敛，说明中部地区省市间竞争激烈，健康水平落后省市在困境中追赶势头依然强劲。收敛机制的区域异质性暗示了健康政策的制定也要因地制宜。

（二）条件 β 收敛性分析

条件 β 收敛是在控制了与健康水平相关的地区特征之后考察收敛性，表7.8报告了检验结果。

表7.8表明，整体及四区域的条件收敛系数 β 均显著为负，说明中国老年健康水平差异具有条件收敛特征，且收敛速度比绝对 β 收敛速度更快。从收敛机制来看，整体层面的内生及外生交互效应均显著为正，说明空间效应对区域间健康差异的缩小具有显著影响。东部和东北部的空间效应同样为正但效应较弱或不太显著，而中部和西部的内生和外生交互效应均为负且显著，说明区域内省市间竞争激烈且存在相互挤压。整体层面的控制变量系数 δ 为正，说明人均可支配收入对区域间差异的缩小有影响，但效应很弱且不显著。中、西和东北地区的控制变量系数也为正，尤其是西部地区通过1%的显著性检验且效应相对较强，说明提高人均可支配收入对西部地区的健康收敛非常有效。但人均可支配收入对东部地区差异收敛效应为负，虽然强度很弱且不显著，仍说明人均可支配收入的提高对东部地区的健康收敛具有一定阻滞作用。

需要说明的是，人均可支配收入对健康差异的条件收敛效应表现出明显区域异质性，尤其是东部和西部之间，其可能的原因或许在于，东部地区健康水平基数相对较高，收入的健康边际产出效应没那么明显，而西部地区相反，相对较低的经济发展和卫生服务水平可能是其健康水平较低的原因之一，因此提高居民可支配收入有利于健康水平整体提升。不过对于东部地区，人均可支配收入对收敛性有阻滞作用，也就是说提高人均可支配收入会拉大健康水平的差距，其内在机理需要进行进一步分析，但因控制变量影响不是本章关注重点，故不做具体分析。

表 7.7　健康差异的绝对 β 收敛检验

变量	SAR 模型					SDM 模型				
	整体	东部	中部	西部	东北部	整体	东部	中部	西部	东北部
β	-0.473**	-0.609***	-0.712***	-0.780**	-0.601***	-0.709***	-0.636***	-0.852***	-0.903***	-0.510***
λ	(-2.566)	(-5.736)	(-4.456)	(-3.378)	(-3.721)	(-4.724)	(-5.846)	(-4.846)	(-3.925)	(-3.616)
ρ	0.066	0.073	0.078	0.081	0.073	0.078	0.074	0.083	0.085	0.068
θ	0.355***	0.109	-0.031	0.042	0.064	0.438***	0.191*	-0.218	0.138	0.294*
调整 R^2	0.614	0.466	0.401	0.374	0.442	0.776	0.469	0.444	0.362	0.534
F	5.773	4.056	3.071	2.794	3.179	9.673	3.819	3.294	3.513	3.518

注:( )内为对应的 t 统计量值;***、**、* 分别表示 0.01、0.05 和 0.10 的显著性水平;λ 为收敛速度,且 $\lambda=\ln(1-\beta T)/T$,T 为样本考察期长度。

表 7.8　健康差异的条件 β 收敛检验

变量	SAR 模型					SDM 模型				
	整体	东部	中部	西部	东北部	整体	东部	中部	西部	东北部
β	-0.619**	-0.627***	-0.740***	-0.789**	-0.623***	-0.724***	-0.642***	-0.892***	-0.930**	-0.633***
λ	(-2.558)	(-5.655)	(-4.306)	(-2.722)	(-4.124)	(-3.741)	(-5.717)	(-5.207)	(-2.830)	(-6.094)
ρ	0.074	0.074	0.079	0.081	0.074	0.078	0.075	0.085	0.086	0.074
θ	0.426***	0.083	-0.048	-0.221	0.050	0.438***	0.159*	-0.339*	-0.137	0.232
δ	-2.388	-1.042	(-0.331)	(-1.008)	-0.197	-3.431	-1.899	(-1.791)	(-0.813)	-0.884
R^2	—	—	—	—	—	0.656**	0.167	-0.617**	-0.097***	0.553
F	—	—	—	—	—	-2.673	-0.940	(-2.095)	(-2.788)	-1.487

注：（）内为对应的 t 统计量值；***、**、* 分别表示 0.01、0.05 和 0.10 的显著性水平；"—" 表示此项为空，且
$\lambda = \ln(1 - \beta T)/T$，$T$ 为样本考察期长度。

· 141 ·

第六节　结论和政策启示

与以往文献相比，本章基于 CLHLS 跨度 13 年（2002—2014）包含 22 个省市区的五期老年健康跟踪调查数据，长序列大样本的使用既能对健康差异事实进行横向描述，又能关注差异来源及发展趋势，同时对老年群体的考察使我们的研究有更清晰的定位和方向。本章采用多种收敛检验方法，不仅使收敛性检验更具统计上的有效性，而且可以考察收敛的驱动机制。具体来说，我们考察空间效应及经济水平对健康差异收敛的影响，考察收敛机制的区域异质性，也就是判断空间效应及经济水平对健康收敛的影响是否与所在区域有关。研究结果显示，中国老年健康水平呈空间非均衡格局，东、东北、中、西部阶梯式递减排序明显，区域间差异和超变密度是整体差异的主要来源，区域内差异贡献率相对较低，这与以往的研究结论基本一致；区域间和区域内差异均不存在持续收缩趋势，而是收敛与发散并存，但具 β 收敛特征，即健康水平较低地区的健康发展速度要大于较高水平地区的发展速度，且在中部和西部地区的追赶效应更加明显；空间交互性对收敛的影响具有区域异质性，东部和东北部区域内省市发展具有空间依赖性，但中部地区竞争激烈并存在一定的挤压。经济发展水平对收敛的影响亦与所在地区有关，人均可支配收入的改善能够驱动中、西部地区健康差异收敛，但对东部和东北部地区的作用不显著，尤其是对东部地区，甚至可能导致差异扩大。

根据上述研究，我们得到以下启示。首先，要更加关注我国老年健康水平的空间非均衡状况，尤其区域间差异是总体差异主要来源这一事实，实现区域间的协同发展。对于老年健康水平相对较低的中、西部地区，在经济发展水平相对较低的既定事实下，政府应出台更多政策加大对欠发达地区的健康支持和政策偏向，通过构建和完善欠发达地区的养老保障机制，进一步统筹区域间资源配置，平衡或减少老年健康水平与发达地区的差异。在我国经济发展非均衡形势依然严峻的背景下，过高的健康不平等程度将有损社会福利的公平，因此，一方面，要重视提高健康水平相对较低的西部和中部地区的老年健康发展。可通过开展健康教育、完善健康医疗服务、发展远程监控等覆盖城乡的健康服务体系提高整体健康水平。另一方面，要重视健康差异区域异质性。不同地区的健康水平、动态分布及收敛特征均不相同，因此健康政策的制定和引导要因地区而异，不能一概而论。例如，对东部和东北部地区要进一步加强健康水平较高省市的带动和辐射效应，而对中部和西部地区省市区间存在的竞争和挤压现象，协调发展提高整体健康水平是可行的解决路径。其次，要重视健康差异收敛机制的区域异质性，针对区域差异在总体差异中占比较大的事实，例如，东部和中部地区地理位置邻近但区域间差异最大，可通过加强邻近地区交流，建立健全医疗机构、护理机构及康复疗养等养老机构的转诊与合作机制，通过空间联系实现区域协同发展。在制定公共政策时，不能笼统处理健康差异的缩小问题，例如，对东部和东北部地区要进一步加强健康水平较高省市的带动和辐射效应，而对中部和西部地区省市区间存在的竞争和挤压现象，通过地方健康干预政策提高整体健康水平是可行的解决路径之一。最后，收敛性检验表明短期内健康非均衡状态不会消失，但各地区随着时间推移最终会达到各自的稳定状态，因此尊重健康水平的自然禀赋性、健康地理格局的形成与发展有其内生性，重视保障区域健康平等发展机会，因地制宜制定健康发展政策保障各地区健康差异的等值发展。

另外，本章的研究也面临着以下三个方面的限制。第一，由于使用的是追踪调查数据，可能面临样本选择性偏差问题。通常而言，健康风险高的人群易于死亡、失去追踪，而样本中的存活人群可能具有更好的健康水平，因此可能会高估老年群体的健康水平。第二，在考察老年健康时采用的健康指标是基本自评健康状况。采用的健康指标不同，最终计算结果也可能存在差异。本章的结论是否适用于采用其他健康测量指标计算（比如日常生活能力、虚弱指数、无疾病或者无认知损坏指标等），仍然需要进一步研究。第三，由于本章所基于的 CLHLS 健康调查数据最新一期为 2014 年的，因此研究隐含的假设为健康区域差异存在时间序列上的平稳性；在差异收敛性研究时仅选择一个控制变量指标进行分析，缺乏对区域自然禀赋要素的探讨，且对部分指标的影响方向和强度亦无过多论及，这也是接下来需要进一步探讨的问题。

第八章
老年健康和收入水平

导读：对收入与健康关系的讨论存在诸多差异，实际上收入对健康的影响表现为绝对收入和相对收入两种收入效应的叠加，只有良好的效应分解才能做到准确判断和识别。为此，本章设计同一框架内效应分解及效应检验模型，结合老年健康影响因素调查（CLHLS）数据，回应关于收入与健康关系的中国答案，比较两种效应的重要性，为健康干预政策的切入点提供依据。结论表明，绝对收入的增加并不必然使老年健康同步提升，健康水平高低更多取决于相对收入和个体在收入序列中的位序。不同收入位序群体规避健康风险的能力不同，由此产生的剥夺效应形成对绝对收入健康回报的消减，相对收入成为影响健康的主要解释路径。同时，收入健康优势在生命周期的累积效应并不显著，不同收入群体的健康差异并未随年龄增长而扩大，而差异是否收敛亦未能形成笼统的结论。鉴于健康的亲富性及相对收入剥夺效应的严重性，在中国向高收入迈进和老龄化加速进程中须警惕"收入健康贫困"陷阱。

第一节　引　　言

　　健康被认为是人的基本权利之一，世界卫生组织（1946）提出人人享有健康的战略目标，不仅指良好的健康水平，还包括人群间的健康公平，尤其健康作为构成个人能力的一个重要部分，健康不平等会造成能力贫困和相对剥夺，使健康不平等比其他不平等更值得关注。中国政府历来高度重视人民健康，始终把健康优先、公平公正作为推进"健康中国"建设所要遵循的原则，《"健康中国 2030"规划纲要》甚至将国民健康公平作为社会公正和公平的一项重要指标。

在众多健康公平或健康差异的相关研究中，对收入与健康关系的讨论一直是经济学、公共健康学及福利经济学关注的重点，研究者们从不同学科和理论范式切入并形成了富人相对更健康的共识。虽然健康经济学要求不应考虑经济地位、个体收入而要求水平公平（即同等需要应该得到同等保障），但现实世界中经济收入仍然是影响健康的重要因素，无论采用死亡率、残障率等客观健康指标，还是采用自评健康、认知功能等主观健康指标，健康的亲富特征都被证明成立（Reche，König，Hajek，2019；Gerry，Adam，2020；解垩，2009；焦开山，2014），世界残疾报告（2011）指出的占世界人口15%的残疾人口大约80%生活在低收入和中低收入国家同样支持这个结论。

既然收入影响健康，那么提高收入是否可以改善健康？收入如何影响健康？健康干预政策的切入点在哪里？诸如此类与改善健康公平相关问题的讨论仍遗留许多莫衷一是的结论，其中最具代表性的就是健康不平等理论中的绝对收入假说和美国经济学家伊斯特林提出的相对收入假说。不同学说基于不同视角展开讨论可能是收入健康效应不一致的原因，实际上收入对健康的影响是两种效应的叠加，只有在同一框架下将两种效应进行分解并比较相对重要性，才能为改善健康不平等、寻求健康干预路径提供参考。基于此，本章构建同一框架下两种效应的分解方法，设计如何在讨论一种效应时控制另一种效应的思路，在此基础上构建绝对收入和相对收入效应检验模型并进一步考察效应的年龄特征。鉴于中国人口"又多又老"发展态势带来的健康负担问题日益严峻，本章将焦点集中于老年人口，结果发现，增加绝对收入并不必然使老年健康同步提升，相对收入才是导致健康差异的主要原因，而且不同收入群体的健康差异在生命周期持续存在，但相对稳定，并未出现显著扩大或收敛特征。

第二节　文献综述

健康作为反映一个国家或地区的综合发展指标，如何提升国民健康水平及确定健康不平等问题背后的影响因素一直是研究的重点。以往的研究表明，不同社会经济地位群体在健康预期寿命上呈现出显著的差异。一般而言，社会经济地位较高的群体有更长的预期寿命和更长的健康预期寿命，并且不同社会经济地位群体在健康预期寿命上的差异要显著大于在预期寿命上的差异。有研究发现,受教育水平较低的群体比受教育水平更高的群体预期寿命更短,不健康寿命更长。比如,英国的一项研究发现,在 65 岁时,最低受教育水平(0~9 年)群体比最高受教育水平(12 年及以上)群体的无残障预期寿命低 1.7 年(女性)和 1.1 年(男性),而到 85 岁,这一差距则分别增加到 2.8 年(女性)和 2.4 年(男性)(Jagger et al., 2007)。美国的一些研究也发现,在健康预期寿命上存在着显著的教育差距,并且这种差距要比在总预期寿命上的差距还要大,而且该研究还发现,这种因教育因素导致的差距随着时间的推移在不断扩大,在教育水平较高的群体中已经开始出现疾病压缩,而教育水平较低的群体仍然处于疾病扩张中。国内的相关研究也有类似结论。一项针对北京市老人的研究发现,65 岁时受教育水平较高的老人无残障预期寿命分别是受教育水平较低者的 1.44 倍(男性)和 1.33 倍(女性),而到了 80 岁,则提高到 1.63 倍(男性)和 1.56 倍(女性)。此外,对苏州市老人的一项研究也发现,在无残障预期寿命占总预期寿命的比例上,较高受教育水平老人显著高于较低受教育水平老人,并且两者之间的差距随着年龄增长而不断扩大[①]。一项针对巴西圣保罗市的研究表明,无论男性还是女性,随着受教育水平的提高,残障预期寿命占总预期寿命的比例在下降;随着年龄的增加,残障预期寿命所占比例会增加,但是 70~75 岁和 75~80 岁的受教育水平较高的男性老人却没有显著增加。以往研究考察了不同职业和收入地位群体在健康预期寿命上的差距问题。研究表明,较低职业地位群体预期寿命更短,残障寿命更长,无残障寿命更短。比如,一项针对法国男性群体的研究发现,管理人员要比体力劳动者预期寿命和无残障预期寿命更长、有残障预期寿命更短,而且这种不平等在考察的时间范围内持续存在[②]。同样,对北京市老人的一项研究也发现,职业地位较高的老人在 65 岁时的无残障预期寿命分别是职业地位较低老人的 1.42 倍(男性)和 1.28 倍(女性),而到了 80

---

① 吴燕,徐勇. 不同社会经济地位老人健康期望寿命研究 [J]. 中国卫生事业管理,2011 (8):625 – 627.

② Sole – Auro A, Beltran – Sanchez H, Crimmins E M. Are Differences in Disability – Free Life Expectancy by Gender, Race, and Education Widening at Older Ages? [J]. Population Research and Policy Review, 2014, 34: 1 – 18.

岁则是 1.61 倍（男性）和 1.35 倍（女性）。[1] 此外，有研究显示，男性群体的收入对其健康预期寿命有显著影响，高收入群体的健康预期寿命是低收入群体的 1.57 倍（65 岁），到了 80 岁，两者之间的差距扩大到 1.77 倍，但是女性高收入群体与低收入群体在健康预期寿命上并无显著差异。[2] 另据巴西的一项研究显示，生活在贫困地区的老年人要比生活在富裕地区的老年人健康预期寿命更短。[3]

关于不同社会经济地位群体在死亡率和健康状况上的不平等问题，以往的研究也提出了一些理论解释和实证检验。其中健康不平等的根本原因理论（the Theory of Fundamental Causes）认为，社会经济地位通过多种风险因素（包括吸烟、久坐、超重、压力、社会孤立、预防性医疗服务、拥挤的不卫生的居住条件、不卫生的水、营养不良等）影响一个或者多个疾病及健康问题（Phelan et al.，2010）；同时，社会经济地位又与个体或者群体对于一些关键性资源（包括知识、金钱、权力和声望、有利的社会关系等）的获取有关，这些资源可以用来避免风险或者减少疾病。正是不同个体和群体拥有和利用这些资源的能力不同，导致了在疾病和健康问题上的应对能力和机制不同。比如，在可预防的死亡率上（如肺癌所致），社会经济地位导致的健康不平等更大；但在不可预防或者原因不明的死亡率上（如脑癌所致），社会经济地位与健康的关系变弱，这说明不同社会经济地位群体的资源利用能力有别。

通过以上文献回顾我们发现，关于收入如何影响健康，已有研究大致可归为"绝对收入假说"和"相对收入假说"两种解释路径，如图 8.1。绝对收入假说基于健康不平等理论，强调收入对健康的正效应，并从外在宏观机制出发探讨影响机理。该假说认为，绝对收入水平的提高意味着宏观经济的发展，宏观经济的发展有利于改善教育、医疗卫生、社会保障等公共资源的供给，而诸如此类事项的改善有助于改善国民的健康水平，这一假说得到了很多研究者的支持（Bian，Zhang，Yang，2015；Hao et al.，2020）。也有研究

[1] Kaneda, Toshiko, Zachary Zimmer, et al. Socioeconomic Status Differentials in Life and Active Life Expectancy among Older Adults in Beijing [J]. Disability and Rehabilitation, 2005, 27: 241–251.

[2] Grossman M. The demand for health: a theoretical and empirical investigation [M]. Manlattan: Columbia University Press, 1972.

[3] Fanti L, Gori L. A Note on endogenous fertility, child allowances and poverty trap [J]. Economics Letters. 2012, 117: 722–726.

者在强调宏观经济发展所带来正向效应的同时，考虑到了附带效应对个体健康的直接影响，如宏观经济的发展可能带来环境健康贫困（祁毓，卢洪友，2015），收入在增长的同时也导致了工作时间、工作压力等增加，诸如此类附带效应限制了个体健康的提升，因此绝对收入的健康效应会削弱（Asadullah，Xiao，Yeo，2016；Li，2016）。也有研究认为，绝对收入的健康效应存在边际递减特征，收入的健康回报不是单调的，而是呈倒 U 形，当收入水平超过门槛值时其边际效应减弱，此时健康便与收入没有大的关系（Li，Zhu，2006；Orpana，Lemyre，Kelly，2007；Liu et al.，2019）。

相对收入假说认为，健康不仅取决于绝对收入水平，更取决于个体在收入分配序列中的排序，并从微观个体视角加以解释，认为富人拥有更多避免风险和减少疾病的关键性资源（包括知识、权力、声望和有利的社会关系以及更好的健康行为习惯等），拥有和利用这些资源的能力不同，导致了在疾病和健康问题上的应对能力和机制不同（Imlach，2011；Markus，2015；Safrem，Wopperer，Lam et al.，2020）。也有从社会心理学角度的解读，认为不同收入阶层的群体面临的心理、社会压力不同，低收入群体面临更大的心理压力、更强的社会剥夺感，缺少控制感，而这些与一系列的健康问题有关（Ellaway，Michaela，Michael et al.，2012；Berry，2007；Yu et al.，2020）。收入的增加固然能够提升健康水平，然而当所有人的收入同时提高时，在相对水平上便意味着个体的收入并无增长，从而使个体在心理上并不会感受到收入增长的刺激，因此绝对收入水平的提高未必带来健康水平的提升。其实美国经济学家 Easterlin（1974）很早之前在研究幸福主题时就发现，从长期来看幸福是独立于收入的，而且健康也可能如此。后来有更多的实证研究发现，社会经济地位较高的群体有更长的预期寿命和更长的健康预期寿命（Cambois et al.，2011；Kaneda et al.，2005；Rasella，2013）。也有一些经济学文献怀疑从收入到健康的因果关系，认为恰恰相反，健康是社会选择机制的结果，不是收入影响了健康，而是健康影响了人们收入的获得。健康问题导致向下的社会流动，而向上社会流动的往往具有良好的健康状况（Prus，2011；方迎风，邹薇，2013）。

对收入与健康关系的研究中还存在一种争议，即收入健康回报在生命的不同时期表现出不一致。收敛假定认为，收入的健康回报在老年初期是逐渐扩大的，而在老年后期不断缩小（Mullachery，Silver，Macinko，2016）。对此收敛假定的解释为：随着年龄增长，一方面不同收入群体所面临的心理风险因素（比如缺乏社会关系和社会支持、控制感的丧失等）差异逐渐缩小乃至消失，与此同时生物学因素对健康的决定效应逐渐增强，甚至超过了社会经济因素的作用，Mirowsky Ross（2008）及 Link 等（2017）的实证研究支持这一观点，并发现80岁之前不同收入群体的健康差异较大，而80岁之后差异逐渐减小。然而也有研究发现，无论男性还是女性，收入的健康优势随着时间推移在整个生命历程中通过不断累积，导致不同社会经济地位群体之间的健康分异随年龄不断扩大而不是缩小（吴燕，2011；石智雷，吴志明，2018），并把这种观点称为"累积优势假定"。

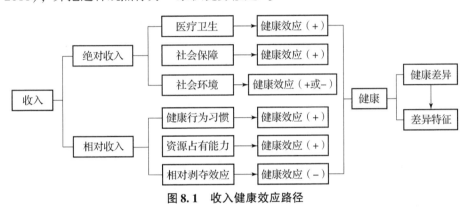

图8.1　收入健康效应路径

以上文献围绕收入影响健康的某一种假说进行有益探索，但遗憾的是，单一假说（部分是由于数据限制）的考察无法在同一个研究框架下比较两种假说的相对重要性，即便是同一假说也未能给出一个明确的答案，从而难以为健康提升干预政策的切入点提供支持。同时，现有文献大多基于西方发达国家的经验，所得结论是否适用于中国地区有待商榷，因为后者在经济发展水平、社会制度及人口结构方面都与前者有很大差异，收入与健康的关系也可能呈现出不同的形式。为此，本章尝试将绝对收入和相对收入两种解释路径纳入同一框架，同时鉴于中国人口"又多又老"的发展态势带来的健康负担问题将日益严峻，将焦点集中于中国老年人口的健康问题，利用 CLHLS 数据考察收入对健康的影响。具体而言，包括以下几个内容。

（1）绝对收入理论认为绝对收入水平的提高意味着宏观经济的发展，而宏观经济发展在改善医疗保障、公共服务的同时有助于提升国民健康水平。

因此本章第一个研究内容是，确认绝对收入水平的提高是否能改善老年群体的健康状况，在此基础上检验不同收入群体健康—绝对收入效应的敏感性，提供关于绝对收入边际效应递减理论的中国答案。

（2）相对收入理论认为，不同收入阶层代表着关键性资源及医疗服务利用的多寡，拥有和利用这些资源能力的不同导致健康的不平等，因此本章的第二个研究内容是确认这一结论在中国的适用性，考察不同收入群体间的健康差异。同时，相对收入理论认为，收入不平等越严重，低收入组群体的社会剥夺感越强，从而不同收入组的健康差异加大。因此本章进一步验证，收入差异越大健康差异越大的假设是否成立。

（3）鉴于收入健康回报的年龄特征存在两种相互对立的模式，收敛假说认为健康差异在老年后期会不断缩小，而累积优势假说认为收入健康优势的积累导致健康差异不断扩大。因此本章第三个研究内容是考察不同收入群体的健康差异在中国的表现，即健康差异随年龄的变化特征。

第三节　研究方法

一、研究设计思路

绝对收入和相对收入两种效应准确识别及重要性比较的关键是同一框架内如何将两种效应分解，也就是说在讨论一种效应时如何对另一种效应进行控制。本章的研究设计如图 8.2 所示，横轴表示绝对收入由低到高，纵轴表示不同收入组，首先将每个观察期的样本按收入序列四分位法由低到高分为低收入、中低收入、中高收入和高收入四个组，然后考察同一收入组的健康水平在不同观察期的变化，同时考察同一收入组的健康水平随收入的变化可被认为是绝对收入效应。基于以上分解设计，更清晰的逻辑表达可参照图 8.3，对比不同收入组的绝对收入效应，以考察绝对收入健康效应的敏感性，该两项检验对应研究内容一。接着，考察同一观察期不同收入组的健康差异，如图 8.1 所示，同一观察期不同收入组的健康差异反映了健康的相对收入效应，同时对比不同观察期的相对收入效应，用以检验收入差异越大健康差异越大的结论，该两项检验对应研究内容二。最后，检验不同收入组健康差异随年龄的变化特征，对应研究内容三。

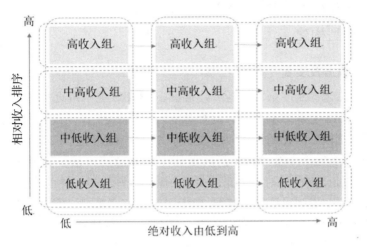

图8.2　研究设计

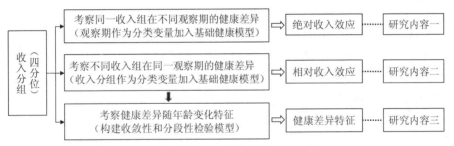

图8.3　研究思路

设计逻辑和假设：第一，按收入序列四分位法将样本分为不同收入组，同一组的个体收入相当、所拥有的关键性资源（包括社会地位、家庭状况）相当，那么可以假设同一组内不存在相对剥夺效应，该组收入增加后的健康变化可以被认为是排除了相对收入影响的绝对收入效应，鉴于同一收入组在不同观察期的平均收入水平相应提高，那么绝对收入效应表现为同一收入组在不同观察期的健康变化；第二，相对收入效应可通过考察同一观察期不同收入组的健康差异而进行，因为是同一观察期内不同组的对比，抵消了宏观环境变化（即绝对收入效应）对健康水平的影响；第三，本章采用收入分位数代表收入水平，是因为收入通常服从幂律分布，属极值统计的范畴，分位数统计量比传统均值更具代表意义。

二、模型构建

（一）数据及变量

本章数据来源于北京大学老龄健康中心 CLHLS 项目最近三次的调查数据（2011 年、2014 年和 2017 年），调查对象为年龄在 65 岁及以上人群。CLHLS 项目采用多阶段不等比例目标随机抽样方法，范围涵盖全国 22 个省市区，占全国总人口的 85%，项目作为高质量调查数据已被大量研究所采用。关于 CLHLS 的详细调查设计请参见北京大学中国社会科学调查中心网站。

本章中因变量为自评健康状况（HI）。自评健康虽有一定主观性，但相对于其他如身体功能状况、疾病发生率等指标更具包容性和准确性，能对死亡率、发病率等做出较好的预测，现已成为最常用的健康测量指标之一（Gerdtham，Johannesson，1999）。HI 数据对应的测量问题为"你觉得你现在健康状况怎么样?"下设很好、好、一般、差、很差五个选项，本章分别赋以 1、2、3、4、5 的分值，分值越低越健康。

核心解释变量为个体收入。个体收入指个人在一年中的绝对收入，因 CLHLS 项目中收入为家庭年总收入，本章用家庭年总收入除以家庭人口数作为个体收入（各时期收入已按通货膨胀指数平减）。其他控制变量包括反映个体自然属性（年龄、性别、居住地）、经济状况（养老金、保险、生命早期等）及健康习惯（是否抽烟、是否饮酒）等特征变量。变量符号及说明如表 8.1。

表 8.1　变量符号及说明

核心变量		
符号	指标	说明
HI	自评健康指标	健康状况："很好" $=1$，"好" $=2$，"一般" $=3$，"差" $=4$，"很差" $=5$
age	被调查人年龄	本章研究范围 $65 \leqslant age \leqslant 100$
p_1	观察期为 2011 年	观察期为 2011 年时，$p_1 = 1$；其他，$p_1 = 0$

p_2	观察期为 2014 年	观察期为 2014 年时，$p_2 = 1$；其他，$p_2 = 0$
p_3	观察期为 2017 年	观察期为 2017 年时，$p_3 = 1$；其他，$p_3 = 0$
g_1	低收入组	收入序列第一四分位组，$g_1 = 1$；其他，$g_1 = 0$
g_2	中低收入组	收入序列第二四分位组，$g_2 = 1$；其他，$g_2 = 0$
g_3	中高收入组	收入序列第三四分位组，$g_3 = 1$；其他，$g_3 = 0$
g_4	高收入组	收入序列第四四分位组，$g_4 = 1$；其他，$g_4 = 0$

控制变量 X

符号	说明	符号	说明
sex	男性，$sex = 0$；女生，$sex = 1$	$drink$	喝酒，$drink = 1$；其他，$drink = 0$
$town$	城镇，$town = 1$；其他，$town = 0$	$pension$	有退休金，$pension = 1$；其他，$pension = 0$
$rural$	农村，$rural = 1$；其他，$rural = 0$	$insure$	有医疗保险，$insure = 1$；其他，$insure = 0$
$smoke$	抽烟，$smoke = 1$；其他，$smoke = 0$	$early$	童年经常挨饿，$early = 1$；其他，$early = 0$

（二）检验模型

根据前文的研究问题和设计思路，绝对收入的检验相当于在控制其他变量之后同一收入序列不同观察期健康差异的检验，相对收入的检验归结为同一观察期不同收入组的检验，不同观察期或不同收入组均可视为分类变量，那么效应是否存在或显著可通过考察该分类变量的显著性而进行。分类变量通常以虚拟变量形式加入，因此本章构建加入虚拟变量的收入健康效应检验模型。针对健康差异在生命周期的变化是否存在扩大或收敛或分段特征，本章借鉴收敛性模型检验健康差异的演变趋势，其中 β 收敛模型因能给出统计学上的研究结论而被更广泛应用于趋同性研究（Delgado，2014），其详细解释参见 Elhorst（2010），然后利用分段回归检验是否存在阶段特征。

首先建立健康基础模型。假设老年人 i 的健康指数 HI 是年龄 age 的函数，

根据拟合优度及 *AIC* 和 *SC* 准则对模型形式进行筛选，得到反映老年健康变化轨迹的二次函数模型：

$$HI_i = b_0 + b_1 age + b_2 age^2 + b_\eta X_\eta + \mu_i \tag{8.1}$$

其中，b_0 为初始健康水平；b_1 表示健康随年龄变化程度，即健康损耗率；b_2 表示健康变化的非线性部分；X_η 为变量说明表中的控制变量；μ_i 为残差项。

其次，在模型（8.1）中加入代表观测期的虚拟变量 p_2 和 p_3 作为模型（8.2），其中 p_1 为基期，即 2011 观察年。该模型用以检验绝对收入效应，且通过对比不同组的绝对收入效应考察收入边际效用规律，两项检验对应本章第一个研究内容。

$$HI_i = b_0 + b_1 age + b_2 age^2 + b_3 p_2 + b_4 p_3 + b_\eta \boldsymbol{X}_\eta + \mu_i \tag{8.2}$$

当样本为 2014 年时，模型为：$HI_i = (b_0 + b_3) + b_1 age + b_2 age^2 + b_\eta \boldsymbol{X}_\eta + \mu_i$

当样本为 2017 年时，模型为：$HI_i = (b_0 + b_4) + b_1 age + b_2 age^2 + b_\eta \boldsymbol{X}_\eta + \mu_i$

绝对收入效应可通过 b_3、b_4 的正负号及显著性判断。因健康指标值越小健康状况越好，因此如果系数显著为负，说明随收入增长健康水平在改善，绝对收入效应为正。反之，如果系数显著为正，说明收入增加并没有提升健康水平，相反收入增长的附带效应超过了收入效应。如果系数不显著，说明收入水平对健康的影响不大。边际健康效应通过考察不同收入组系数 b_3、b_4 的大小及正负号判断。比如，如果高收入组 b_3、b_4 的绝对值小于低收入组，说明相对于低收入组，高收入群体的健康状况对收入不敏感，收入效应存在边际递减规律。

在模型（8.1）中加入代表不同收入组的分组变量 g_2、g_3 和 g_4 作为模型（8.3），其中 g_1 为基础组，即最低收入组。

$$HI_i = b_0 + b_1 age + b_2 age^2 + b_3 g_2 + b_4 g_3 + b_5 g_4 + b_\eta \boldsymbol{X}_\eta + \mu_i \tag{8.3}$$

类似模型（8.2）的推导，相对收入效应通过 b_3、b_4 和 b_5 的显著性及正负号来判断，如果显著为负，说明高收入组比低收入组有显著的健康优势。通过比较 $b_3 - b_0$、$b_4 - b_3$、$b_5 - b_4$ 的绝对值来判断不同组间差异的变化，比如，如果 $|b_3 - b_0| > |b_5 - b_4|$，说明低收入组和中低收入组间健康差异要大于中高收入组和高收入组的差异。显然通过该检验，可再次考察是否存在边际收入效用递减规律。同时，通过对比不同时期相对收入效应 b_3、b_4 和 b_5 的值来检验收入不平等程度和健康差异的关系，因为不同时期收入不平等程度不同。该部分的检验对应第二个研究内容。

最后，关于收入健康效应的年龄模式，首先采用 β 收敛模型检验健康差异的演变趋势，如模型（8.4），然后利用分段回归检验是否存在阶段特征。

$$\ln(\Delta HI_{age+1}) - \ln(\Delta HI_{age}) = \alpha + \beta \ln(\Delta HI_{age}) + u_{age} \tag{8.4}$$

其中，ΔHI 指组间健康差异，$\ln(\Delta HI_{age+1}) - \ln(\Delta HI_{age})$ 表示差异变化速度，u_{age} 表示随机干扰项；β 为收敛系数，若 $\beta < 0$ 且在统计上显著，说明存在 β 收敛趋势，不同收入组的健康差异随年龄递增逐渐缩小，支持收敛假说；若 $\beta > 0$ 且在统计上显著，说明收入的健康优势通过生命周期的累积致使差异继续扩大，支持累积优势假说。

为考察健康差异是否随年龄存在分段性特征，构建分段回归模型，如模型（8.5）。分段回归的优势在于既能检验不同段间是否存在差异，又能充分利用样本，从而提高检验精度。

$$\Delta HI_i = b_0 + b_1 age + b_3(age - age^*)D_1 + \mu_i \tag{8.5}$$

其中

$$D_1 = \begin{cases} 0, & age_{\min} \leqslant age < age^* \\ 1, & age^* \leqslant age \leqslant age_{\max} \end{cases}$$

当 $age_{\min} \leqslant age < age^*$ 时，模型为 $\Delta HI_i = b_0 + b_1 age + \mu_i$，当 $age^* \leqslant age \leqslant age_{\max}$ 时，模型为 $\Delta HI_i = (b_0 - b_3 age^*) + (b_1 + b_3)age + \mu_i$。其中 age^* 表示分段点，如果回归结果中系数 b_3 通过了显著性检验，说明分段特征明显，系数为正说明不同收入组的健康差异在后期增大，系数为负说明后期差异缩小；如果没有通过显著性检验，说明差异的年龄特征不明显。

第四节　结果与讨论

一、样本描述

按照前文思路，本章汇总了不同观察期的样本量、健康均分及标准差，如表8.2，其中样本量年龄在 65 岁及以上至 100 岁，剔除关键信息丢失的样本。健康水平为不同收入群体平均健康得分，得分越低越健康。总体来看，老年健康得分在 2.00～3.00 之间，即健康状况处于好和一般之间；中高收入组和中低收入组得分较低，相对其他组更健康；而低收入组和高收入组相对较差，组间差异是否显著及可能原因后面进一步探讨。

表 8.2   样本数据描述

观察期	样本量	总体健康均分（标准差）	低收入组健康均分（标准差）	中低收入组健康均分（标准差）	中高收入组健康均分（标准差）	高收入组健康均分（标准差）
2011	8 944	2.17(0.63)	3.13(0.74)	1.52(0.64)	1.58(0.69)	2.21(0.74)
2014	5 424	2.71(0.54)	3.04(0.61)	2.54(0.74)	2.32(0.72)	2.30(0.76)
2017	4 244	2.48(0.51)	2.92(0.57)	2.67(0.66)	2.42(0.69)	2.44(0.70)

二、绝对收入和相对收入效应

结合前文的研究模型和 CLHLS 数据，首先验证绝对收入的健康效应和相对收入的健康效应，对应前文所述研究问题一和研究问题二，检验结果如表 8.3。

表 8.3   绝对收入效应和相对收入效应检验

变量	绝对收入效应效应				相对收入效应		
	低收入组	中低组	中高组	高收入组	2011 年	2014 年	2017 年
age	0.102***	0.095***	0.103***	0.100**	0.081***	0.123***	0.098***
age^2	−0.001***	−0.001***	−0.001***	−0.001***	−0.001***	−0.001***	−0.001***
p_2	0.072	0.110	0.060	0.040	−	−	−
p_3	0.065*	0.095	0.052*	0.054*	−	−	−
g_2	−	−	−	−	−0.181***	−0.173***	−0.151***
g_3	−	−	−	−	−0.266***	−0.244***	−0.217***
g_4	−	−	−	−	−0.252***	−0.235***	−0.213***
X	−	−	−	−	−	−	−
R^2	0.483	0.431	0.518	0.595	0.554 3	0.626	0.664

变量	绝对收入效应效应				相对收入效应		
	低收入组	中低组	中高组	高收入组	2011 年	2014 年	2017 年
F	13.764	10.096	15.705	46.339	41.342	56.453	68.745
p	0.000	0.000	0.000	0.000	0.000	0.000	0.000

注：－表示模型中不包含对应变量；***、**、* 分别表示回归系数在 1%、5% 和 10% 的水平上通过了显著性检验。控制变量 X 的设置目的是保证模型合理性，因不是本章研究重点，故省略，备索。

表 8.3 的左半部分对应绝对收入效应，右半部分对应相对收入效应。根据表 8.3，首先分析模型合理性。整体来看，所有模型中 age 和 age^2 变量均通过 0.01 的显著性检验，模型整体通过 F 检验，同时 age 系数显著为正，age^2 显著为负，说明随年龄增长老人健康状况在下降，但下降速度递减，该结果符合理论及现实预期，说明二次函数作为健康基础模型具有合理性。另外，控制变量的影响不是本章的研究重点，故不在此讨论。然后分析绝对收入效应检验。对应表 8.3 中 2~5 列，可以看出无论哪个收入组，p_2 及 p_3 并没有通过 0.05 的显著性检验，说明提高收入对健康的影响并不显著。需要注意的是，p_2 和 p_3 系数均为正，说明收入越高健康反倒下降，也就是说收入增加的附带效应超过了绝对收入带来的正向效应，尽管系数没有通过显著性检验，但该健康变化趋势仍值得关注。对比不同收入组 p_2 和 p_3 系数值的大小，相对而言，低、中低收入组变动幅度较大，而中高和高收入组的变化幅度较小，说明收入水平越高，健康对收入的敏感性越小，该结论不拒绝收入的边际健康递减效应。最后分析相对收入效应，对应表 8.3 中 6~8 列，可以看出各时期 g_2、g_3 和 g_4 都显著为负，也就是说相对于最低收入组，其他各收入组的健康状况都显著提高。进一步考察不同收入组提高的幅度，可以看出基本上收入排序越高健康状况越好，但需要注意的是，相对于中高收入组，高收入组并不绝对占优，至于为什么不占优，可能的原因虽不是本章研究重点，但仍可以提出收入健康效应可能呈倒 U 形，在收入达到一定阶段时其健康效应开始下降，本章的中高收入可能就是效应拐点。

三、收入健康回报的年龄特征

表 8.4 是收入健康回报年龄特征的检验结果。需要说明的是，该部分将中低收入和中高收入合并成为中收入组加以讨论，即讨论低、中和高收入组健康差异。合并原因一是在检验过程中发现中低和中高收入组健康差异较小，在前面的描述统计中也能大致看出；二是为了保证组间差异大组内差异小且不致文章冗余。该部分检验对应前文所述研究问题三。

表 8.4 健康差异的年龄特征检验

收敛性检验						
变量	2011		2014		2017	
	低—中	中—高	低—中	中—高	低—中	中—高
β	−0.971**	−0.841*	−0.937***	−0.732	−0.547**	−0.610
R^2	0.347	0.412	0.338	0.458	0.316	0.349
F	28.748	36.211	28.283	43.472	23.459	35.398
p	0.000	0.000	0.000	0.000	0.000	0.000
分段性检验						
变量	2011		2014		2017	
	低—中	中—高	低—中	中—高	低—中	中—高
age	0.002	0.004	0.006	0.007	0.008	0.004
$age - age*$	0.003	0.001	0.009	0.009	0.003	0.008
R^2	0.157	0.149	0.126	0.131	0.198	0.121
F	4.723	3.244	2.539	2.638	6.995	1.651
p	0.065	0.081	0.096	0.088	0.012	0.129

注：***、**、*分别表示回归系数在 1%、5% 和 10% 的水平上通过了显著性检验。

根据表 8.4，首先进行健康差异的收敛性分析。由表 8.4 上半部分可以看出，收敛系数 β 均为负，说明不同收入组的健康差异随年龄在缩小，也就是说本章不支持累积效应假说。然后根据 β 显著性判断是否收敛，结果发现不

同收入组 β 系数的显著性并不一致，对健康差异是否收敛不能给出笼统的结论。总的来说，低收入和中等收入组的健康差异具有显著收敛性，而高收入和中等收入组健康差异未能通过显著性检验。收敛性存在差异的原因可能在于，一方面，低收入组通常对自身健康状况的评价持有相对乐观的态度，在一定程度上弥补了其在客观健康状况上的差距，使得低收入组和中收入组间的健康差异呈缩小趋势；另一方面，中等收入组群体可能有更高的健康期望，有更多获取自身健康信息的渠道，因此在健康自评上并没有低收入组群体那么乐观。

然后观察健康回报是否具有分段特征。分段检验首先要确定分段点，分段点在没有明确的理论支持下通常采用图形法。本章观察健康差异随年龄变化趋势图，发现分段点并不是很明显（后续章节将对这一判断做稳定性检验），但相对于其他点，在 80 岁左右仍能看出有轻微变化，所以我们选择 80 岁为分段点，同时 80 岁分段点也是为了借鉴及和已有文献保持一致（焦开山，包智明，2020）。从表 8.4 下半部分的检验结果来看，无论是低—中还是中—高收入组间，模型系数均未通过显著性检验，R^2 及 F 值较低且模型整体也未通过检验，说明线性模型的设置并不合理，年龄与健康差异之间的线性关系不强，当然也不存在所谓先大后小或先小后大的分段特征。

四、进一步讨论

为确保上述结论的可信性，本章做了两个稳健性检验。首先针对可能存在的内生性问题。绝对收入和相对收入效应模型存在内生性主要有两个原因，一是反向因果关系，即收入在影响健康的同时，健康存在反向社会选择机制从而影响收入（马超，李植乐，孙转兰等，2021）；二是遗漏变量问题，影响健康的个体特征因素多且复杂，诸如性格、基因等能同时影响收入和健康的变量经常遗漏或无法量化（黄晓宁，李勇，2016），这可能会导致研究结果出现偏差。内生性问题通常采用工具变量或加入滞后项加以解决，本章绝对收入效应检验模型是以 2011 年为基础组考察健康变化的，其效果相当于加入滞后健康状况作为工具变量，既能消除遗漏变量，又避免了解释变量间的相关性，内生性问题得以解决。与绝对收入效应不同，本章相对收入效应采用的是截面数据，反向因果及遗漏变量均有可能产生。为控制其内生性，本章采用双因素方差分析模型，将观察期和收入组作为影响健康水平的双因素，通过控制观察期变量考察不同收入组的健康差异，其本质仍然相当于加入滞后健康水平工具变量。方差分析检验结果如表8.5，模型总体通过0.1的显著性检验，调整拟合度为0.55，拟合度不高说明存在其他解释因素，但这里只是强调观察期变量（滞后期变量）不显著而收入组通过0.05的显著性检验，说明即使存在内生性也不会影响前文的结论。

表8.5　稳定性检验1

变量	平方和	自由度	均方	F	Sig.
校正模型	4.28	5	0.86	4.26	0.07*
截距	79.52	1	79.52	395.60	0.00
收入组	2.98	3	0.99	4.95	0.04**
观察期	1.29	2	0.65	3.21	0.11
误差	1.21	6	0.20		
总计	85.00	12			
校正的总计	4.92	11			
$R^2 = 0.754$，$\bar{R}^2 = 0.549$					

另一个稳定性检验是检验健康差异是否具有趋势或呈分段，也就是健康差异序列是否平稳，本章利用单位根ADF检验验证前文假设及结论的合理性。单位根检验原假设是序列不平稳，表8.6的检验结果表明，无论在哪个观察期，组间差异至少在0.05显著性水平上拒绝原假设，差异序列不存在单位根，也就是说健康差异不存在明显趋势特征。该结论与前文假设一致，其特征也与Link等人（2017）的研究结论吻合。

表8.6　稳定性检验2

观察期	2011		2014		2017	
健康差异	低—中	中—高	低—中	中—高	低—中	中—高
平稳性	−3.96**	−5.93***	−5.23***	−6.94***	−4.49***	−7.78***

第五节 结论与建议

在收入仍然是健康重要影响因素的基本共识下，在《"健康中国2030"规划纲要》大力推进背景下，探讨收入与健康的关系、识别重要解释路径、寻找健康干预政策的切入点，对提升国民健康水平具有重要意义。实际上，收入对健康的影响表现为绝对收入效应和相对收入效应的叠加，只有在同一框架内将两种效应分解考察并比较两种效应的重要性，才能为健康政策的顶层设计提供科学依据和经验证据。有鉴于此，本章结合CLHLS项目2011年、2014年、2017年数据，设计将绝对收入效应和相对收入效应纳入同一框架的研究思路，构建多种分析模型，实证检验了收入对健康的影响路径和特征。研究表明：（1）中国宏观经济的发展和国民收入水平的提高并没有使老年健康水平同步上升，绝对收入对健康的正向效应没有显现。同时本章不拒绝收入边际健康效应递减的假设，也就是说相对于中高收入组和高收入组，低收入组和中低收入组健康状况对收入的敏感性更大，给予低收入组和中低收入组的收入补贴对健康水平的整体提升相对有效。（2）相对收入是影响健康的主要解释路径，不同收入组间存在显著健康差异，总体来看，收入越高健康越好，但需要注意的是，高收入组健康状况并不比中高收入组健康状况好，收入的健康效应可能存在拐点，以收入换健康的趋势在收入较高水平上是存在的。（3）就收入与健康关系的年龄模式来看，本章不支持收入健康回报累积优势假说，不同收入组的健康差异没有随年龄递增而扩大，对于差异是否收敛，本章未能形成笼统结论。不同组的健康差异并未呈随年龄先大后小或先小后大的特征，实际上单位根检验的结果表明，健康差异随年龄是一随机过程，并未形成一致趋势。本章的稳健性检验支持了前文模型的假设和结论的稳定性。

上述研究结果提供了关于收入与健康关系的中国答案，不仅丰富并补充了相关研究，而且对探寻收入视角下提高健康水平的对策思路，也具有重要政策意涵和启发作用。具体而言：（1）本章研究结论显示，绝对收入的正向健康效应没有显现，这可能是由于宏观环境和需求层次等变化对自我健康要求的提升，但更可能是因为被收入增加的附带效应削弱，诸如宏观经济发展带来的环境健康贫困，收入增长引致工作时间、工作压力加大等限制了个体健康状况的改善。因此，在中国向高收入行列迈进的同时要关注收入增加所引致的健康成本，健康政策的着力点不仅仅是公共医疗卫生资源配备，更要以人的发展为根本，警惕"收入至上""以健康换收入"的误区。（2）相对收入是影响健康的主要解释路径表明，中国老年人健康水平的高低更多地取决于个体在收入序列中的排序，收入不平等引发的相对剥夺效应确实存在，并削弱了收入水平提高带来的健康回报。其背后的一个主要原因可能是不同社会经济地位群体在享受社会经济发展所带来的健康福利上存在不平等，社会经济地位较高的群体更容易也更早地享受到社会、医学、技术进步所带来的健康改善。随着中国社会、医学和技术的不断进步，未来中国社会中不同社会经济地位群体之间的健康不平等有可能会进一步加剧，我们应及时意识到这一问题并采取相应的干预措施。健康干预政策的制定可转而以减少收入差异、减少关键性资源获得和利用上的不平等为切入点，公共政策的制定或改革可致力于优化医疗资源配置、提升基本医疗服务的综合水平、提高医疗服务利用率的均等化，尤其要加大对低收入群体的补贴和养老保障，通过提高老有所依的安全感，减弱心理风险因素对健康的不利影响。（3）收入健康回报虽然没有呈现累积优势特征，不同收入组的健康差异没有随年龄递增而扩大，但也未能得出差异持续缩小以致收敛的笼统结论，低收入和中等收入群体的健康差异会逐渐变小，而中等收入和高收入群体间的健康差异在整体生命周期将持续存在，这说明即便到了高龄阶段，外在的社会经济因素对健康的影响仍然超出个体生物学因素的影响，由收入梯度引致健康梯度持续存在的现象再次说明意识到并及时干预的重要性。

最后，本研究也面临着几个方面的限制：（1）限于篇幅和研究问题的界限，本章在考察绝对收入效应时未能考虑健康的队列效应，因此本章所显示的收入与健康关系的年龄模式，既包括了年龄效应，也包括了队列效应。年龄、时期和队列效应的分解将是本章未来的研究方向。（2）对于可能存在的内生性问题，尽管本章采用方差分析方法对前文结论给予检验，但确切来讲两种方法本质上仍然是收入和健康关系的一种相关性分析，即无法区分收入与健康状况关系的因果方向，因此本研究可被视作一项更广泛研究计划的起点，未来使用工具变量等识别策略做进一步因果效应分析，以期发现一些有趣的现象和问题。（3）由于本研究使用的是追踪调查数据，可能面临着样本选择性偏差问题。通常而言，健康风险高的人群易于死亡、失去追踪，而样本中的存活人群可能具有更好的健康水平，因此本章的研究可能会高估老年群体的健康水平。

第四篇　专题篇

第九章
预期寿命、经济增长和福利效用

> **导读**：预期寿命，尤其由健康投资驱动的内生预期寿命对福利效用的影响，直接关系到健康投资相关政策的制定。本章在一般均衡框架下，将不确定性预期寿命加入世代交叠模型，构建包含预期寿命因素的均衡路径方程，进而考察外生和内生预期寿命的福利效应。研究发现，预期寿命延长并不必然增加福利效用，一定条件下预期寿命超过门槛值时福利效用不增反降；内生预期寿命福利效应为正的条件更加严格，经济增长目标和福利效用目标所要求的预期寿命区间并不总是一致。中国目前预期寿命的经济效应和福利效应仍处于上升期，且容许预期寿命存在一定的上升空间，但由健康投资引致的内生预期寿命福利效应不佳，因此政府在讨论健康投资政策正外部性的同时，也要关注由此带来的福利效用损失。提高技术进步率，能够发挥并延长预期寿命改善的机会窗口期，且是解决政府目标选择难题的有效措施。

第一节 引　　言

20 世纪后半叶最显著的特征是几乎发生在所有国家的预期寿命提高。根据经合组织卫生局数据，全球范围平均预期寿命从 1960 年的 54.4 岁增加到 2019 年的 72.6 岁。日本 2018 年平均预期寿命为 83.4 岁，美国为 78.6 岁，中国为 76.5 岁，同发达国家相比，中国居民的平均预期寿命还有进一步增长的空间。与此同时，日本健康总支出占 GDP 的比重由 1960 的 3.0% 增长到 2018 年的 10.7%，美国同期由 5.1% 增长到 17.09%，中国健康支出占比自 2010 年接近世卫组织对发展中国家 5% 的要求以来持续上升。各国健康投资

GDP 占比和政府公共卫生支出总费用占比数据可参考王弟海等（2019）的研究，健康投资与预期寿命方面的理论文献可参看 Cutler 等（2006）和王弟海等（2015）的研究。

尽管通常认为预期寿命延长是人类的共同追求，但这一目标是否与经济理论相一致，尤其基于健康支出的预期寿命（即内生预期寿命）延长是否必然有利于社会福利增加？预期寿命延长，意味着个人养老费用比重加大，家庭要为养老支付更多财富，社会要为养老提供更多的资源。从经济总体上看，意味着国民收入分配格局以及经济资源配置格局的改变，而经济资源配置关系的改变，必然对经济增长和社会福利产生深刻影响，这种影响是长期的，且随着人口老龄化及高龄化程度的不断加深而逐渐显露。因此探讨预期寿命的宏观影响效应是确保老龄化、高龄化背景下的经济增长和社会福利的问题，也是包括中国政府和世界各国政府面临的重要问题。

事实上，经验研究的宏观结果是代表性微观个体行为决策的加总和放大，因此本章试图在个人微观行为决策基础上，基于一般均衡模型框架，构建由不确定预期寿命为引导效应的消费、储蓄和健康支出相互权衡的世代交叠模型，从数理层面推导预期寿命福利效应的影响路径及发生机制，并尝试回答以下问题：如果预期寿命的福利效应不必然为正，那么产生正向影响的必要条件是什么？如果允许通过健康支出内生地决定预期寿命，健康投资又将如何改变均衡运行轨迹和福利效用？现实背景下如何发挥并延长预期寿命改善带来的机会窗口期？对上述问题的回答有助于我们客观评估预期寿命的宏观经济效应，为预期寿命持续改善背景下健康投资政策的制定提供有益参考。

第二节　文献综述

学术界关于人口结构宏观效应的研究文献十分丰富，早期经典文献可以追溯到 Solow（1956）、Samuelson（1958）的研究，他们开创了在一般均衡理论框架下研究老龄化宏观效应的先河，为以后的研究奠定了重要基础。随后Cass（1965）和 Koopman（1965）放宽储蓄率固定假设，引进代表性家庭效用最大化问题，并在 Samuelson 效用可加、时间可分、偏好一致及效用贴现因子不变假设下，将模型的一维微分系统拓展为二维微分系统，得出鞍形平衡增长路径，这种鞍形路径将 Solow（1956）的非理性模型变为理性模型（RCK

模型）。储蓄率内生性使得将人口结构因素引入均衡模型分析人口与经济的动态关系成为可能，同时 RCK 模型以多种方式进行拓展，Diamond（1965）创立世代交叠模型（OLG 模型），放宽代表性行为人永续存在的假定，将无穷期退化为工作期和退休期两期，行为人通过平滑生命期消费和储蓄以实现效用最大化。OLG 模型因其可计算性并不失一般性而成为人口结构宏观效应研究基本框架，Ehrlilich（1991）率先将预期寿命纳入 OLG 模型，假设预期寿命是独立于个人决策（指独立于消费、储蓄和健康投资）的外生变量，研究发现预期寿命延长通过提高人力资本获得回报的确定性，从而增加生命周期储蓄刺激经济增长，即所谓的生命周期效应。Becker（2005）、Acemoglu（2007）的研究仍假设预期寿命为外生变量，但不再标准化为 1，而是设定为从工作期存活至退休期的概率，并称为外生预期寿命。结果发现生命周期效应只是局部影响效应，实际上预期寿命增加还将通过资本积累对利率产生影响，而利率变动对一般均衡的影响取决于收入效应和替代效应的净效应，因此预期寿命的经济效应并不总表现为正向的，在某些条件下是复杂甚至反向的，Lorentzen 等（2008）、Kunze（2012）、Bloom 等（2013）的研究给出了相似结论并从理论上说明不同效应产生的条件。

将不确定预期寿命作为外生变量纳入效用模型开阔了寿命效应研究新视野，但实际上，预期寿命除了受外部环境影响外，也同样由健康投资等内生条件驱动。Grossman（1972）著名的研讨会论文已经验证卫生费用支出（更加广义的理解为健康投资）与预期寿命的关系，并将其称为内生预期寿命。内生预期寿命模型虽然起步较晚，但由于能突破外生模型假设并能够解释很多现实现象而越来越受到重视，Fanti（2012）的研究中认为，内生预期寿命模型能够为解释发展中国家的"贫困陷阱"现象提供强有力的说服力。"贫困陷阱"是指一国经济中存在恶性循环，而陷于贫困落后之中难以摆脱，除非发生重大转变导致发展门槛消失。Blackburn 等（2002）首次将内生预期寿命纳入交叠模型，推导出内生预期寿命影响经济增长的理论方程，并比较两种模型的影响机制和影响效应，认为外生预期寿命经济效应以生命周期效应为主导，而当预期寿命由健康投资内生决定时，个人需要在消费、储蓄及投资中进行决策，预期寿命改善将产生多重平衡增长路径。Chakraborty（2004）的研究中假设预期寿命是人均健康公共支出费用的函数，结果发现内生预期寿命经济效应取决于宏观经济背景，在低收入和高死亡率国家，较低的寿命预期将阻碍储蓄和投资比例，致使经济难以高速增长，从而陷入贫困陷阱；而低死亡率国家由于较高资本积累而且更倾向致力于技术革新，致使健康资本存量加速扩大，因此经济增长率将沿鞍形路径进行。许非等（2008）、Ponthiere（2016）、武康平等（2015）、谭海鸣等（2016）的研究支持了这一观点。Brembiua（2016）采用不同效用函数，分析并比较健康投资对经济增长的影响机制和影响效应，结果发现尽管不同效用函数下经济效应的绝对值存在差异，但效应的影响路径和曲线特征是一致的。随后，Jones 等（2016）、Cordoba 等（2017）进一步研究预期寿命的福利效应，发现预期寿命改善能够增进福利效用，该结论与 Murphy 等（2006）对美国预期寿命福利效应的研究结果相一致。但 Brembilla（2018）的研究认为，预期寿命延长不必然增加社会福利，并推导出不同外部条件下的效应最大化的预期寿命门槛值，发现技术进步率和健康成本是效应差异的关键影响因素。

上述文献为人口结构宏观效应研究提供了丰富结论和重要启示，但不难发现经济学者们大多数的关注点在于预期寿命的经济效应，而对预期寿命的福利效应，尤其是内生型预期寿命的福利效应研究相对匮乏和粗糙，对影响路径和影响效应缺乏完整的推理和解释。基于现实问题的重要性和已有文献研究的缺憾，本章构建包含预期寿命的均衡增长路径方程，分析和对比外生和内生预期寿命的经济效应及福利效应，明晰伴随预期寿命改善，使福利效应和经济效应渐增的界限和条件。同时利用中国数据模拟并佐证理论分析的科学性，判断中国现期预期寿命效应所处阶段及延长机会窗口期的条件，从而为预期寿命改善背景下经济体最优化政策，尤其与健康投资相关的政策制定提供决策依据。

第三节 模型构建及效应分析

本部分构建包含预期寿命的世代交叠模型，根据预期寿命是否受健康投资等内在条件驱动，分为外生预期寿命模型和内生预期寿命模型。模型假设退休时点是外生的，退休时点为外生变量的合理性可参看 Prettner 等（2013）、严成樑（2016）的相关研究。本章不考虑成长期，尽管个体在这一阶段通过学习获得人力资本，从而获得更多的劳动收入，但个体的成长时间不依赖于寿命参数，不影响本章的研究结果，该假设与 Cervellati 等（2013）的研究结论一致。个体通过平滑生命周期消费和储蓄实现效用最大，企业通过选择资本和劳动实现利润最大，其中选择递归性效用函数形式是便于得到方程的内解。

一、外生预期寿命模型及效应

（一）外生预期寿命模型

1. 个体

假设个体同质，代表性个体生命周期包括年轻期（t）和年老期（$t+1$），年轻时提供劳动获得收入 w_t 并用于消费 c_t 和储蓄 s_t，年老时退出劳动力市场，其间消费 c_{t+1} 等于年轻时的储蓄 s_t 和利息回报 r_{t+1}。假设年轻时有 1 单位时间禀赋，年老期的时间禀赋取决于预期寿命 p。个体效用函数为 U_t，目标函数为：$\max U_t = U(c_t) + pU(c_{t+1})$。

个体年轻和年老的预算约束方程为：

$$\begin{cases} c_t + s_t = w_t \\ pc_{t+1} = (1 + r_{t+1})s_t \end{cases} \tag{9.1}$$

将约束条件代入目标函数，得到个体效用最大化条件：

$$U'(c_t) = p_U'(c_{t+1})(1 + r_{t+1}) \tag{9.2}$$

借鉴 Murphy 等（2006）对数效用函数 U_t，效用函数满足 $U' > 0$，$U'' < 0$，$\lim\limits_{c \to 0} U'(c) = +\infty$，得最优条件下的储蓄决定方程：

$$s_t = \frac{pw_t}{1 + p} \tag{9.3}$$

式（9.2）反映年轻期和退休期效用的边际替代关系，式（9.3）验证了预期寿命的生命周期效应，因为 $s'(p) > 0$，$p \to s(p)$ 是递增的，即寿命 p 越长 s_t 越大。

2. 企业

假设市场完全竞争且同质，企业通过雇用资本和劳动生产产出。企业生产函数采用索洛模型：$Y_t = AK_t^\alpha L_t^{1-\alpha}$，其中，$Y_t$、$K_t$、$L_t$ 和 A 分别代表 t 时的总产出、总资本、劳动力供给和技术进步率，$A > 0$，α 为资本产出弹性，$\alpha \in [0,1]$。

企业目标函数为：$\max \pi_t = Y_t - r_t K_t - w_t L_t$。

写成集约形式的最优化条件为：

$$\begin{cases} r_t = A\alpha k_t^{\alpha-1} - 1 \\ w_t = A(1-\alpha)k_t^{\alpha} \end{cases} \tag{9.4}$$

其中，$k_t = K_t/L_t$，表示劳均资本。

3. 市场均衡

在要素价格 $\{w_t, r_t, p\}$ 给定前提下，个体通过选择 $\{c_t, s_t, c_{t+1}\}$ 极大化自身福利，企业通过选择 k_t 极大化利润。劳动力市场均衡时个体劳动供给等于企业对劳动的需求，资本市场均衡时经济中的储蓄等于投资。

均衡过程中劳均资本的动态演化方程为：

$$k_{t+1} = s_t = \frac{pA(1-\alpha)k_t^{\alpha}}{1+p} \tag{9.5}$$

均衡状态时劳均资本 $k(p)$ 为：

$$k(p) = \left(\frac{pA(1-\alpha)}{1+p}\right)^{\frac{1}{1-\alpha}} \tag{9.6}$$

均衡状态效用函数为：

$$U(p) = \ln\left(\frac{A(1-\alpha)k\,(p)^{\alpha}}{1+p}\right) + p\ln\left((1+r(p))\frac{A(1-\alpha)k\,(p)^{\alpha}}{1+p}\right) \tag{9.7}$$

（二）外生预期寿命效应

命题 1：外生预期寿命存在单调递增的经济效应，即 $p \to k(p)$ 是递增的。

证明见本章附录 1。

命题 1 的含义为，外生预期寿命的改善总能有利于经济增长，也就是说预期寿命通过生命周期效应的资本积累有利于经济增长。该结论与大部分国家的经验是吻合的，但却无法解释"马萨尔斯陷阱"，其原因多数文献认为在于外生预期寿命的假设，因此忽略成本的预期寿命经济效应的考察结论值得商榷。

命题 2：外生预期寿命的福利效应不一定表现为单调递增。

当 $\dfrac{1}{1-\alpha}\ln(A(1-\alpha)) + \dfrac{\alpha}{1-\alpha}(1-\ln 2) + \ln\left(\dfrac{3-\alpha}{1-\alpha}\right) - \dfrac{1}{3-\alpha} > 1 + \ln 2$（条件

a）时，$p \to U(p)$ 递增；当 $\dfrac{1}{1-\alpha}\ln(A(1-\alpha)) + \dfrac{\alpha}{1-\alpha}(1-\ln 2) + \ln\left(\dfrac{3-\alpha}{1-\alpha}\right) -$

$\dfrac{1}{3-\alpha}<1+\ln 2$（条件 b）时，$p\to U(p)$ 呈倒 U 形。此时存在效用最大化预期寿命门槛值 p^* 满足 $U'(p^*)=0$。

命题 2 说明，与预期寿命的经济效应不同，福利效应不是表现为必然的递增，在条件 b 时，效应曲线呈倒 U 形。同时，两种曲线在预期寿命达到 p^* 之前均为递增，这是因为如果预期寿命 p 为 0，那么个人将不再为生命周期储蓄，没有资本积累、没有产出，个人效用此时一定最低。对比条件 a 与条件 b，当技术进步率 A 较高时，条件 a 成立的可能性较大，也就是说寿命越长福利效应越大的结论，这是因为 A 较高时，资本积累的收入效应被放大，并超过了其替代效应。预期寿命福利效应不必然递增的结论也与 Becker 等（2010）、Roozbeh 等（2013）和 Weil 等（2014）的研究相一致。

结合命题 1 和命题 2，福利目标和经济目标所要求的预期寿命并不总是一致的，在命题 2 条件 b 时，政府面临目标选择难题，因此仅仅考察预期寿命的经济效应是不全面的。后续分析中我们将继续通过数值模拟印证这一结论。

二、内生预期寿命模型及效应

（一）内生预期寿命模型

内生预期寿命模型假定行为人能够通过健康投资影响预期寿命，那么健康投资在改变预期寿命的同时也在影响个体消费和储蓄决策，因此该部分将健康投资纳入交叠模型，推导由健康投资引致的预期寿命经济效应和福利效应。

与外生预期寿命模型相同，代表性行为人年轻期的时间禀赋为 1，年老期长度取决于预期寿命。不同的是，预期寿命 p_t 不再是外生变量，而是健康投资 e_t 的函数 $p(e_t)$。健康投资函数可以理解为健康生产函数，具有一般生产函数的共同特征，且 $p(0)=\underline{p}\geqslant 0,p'(e_t)>0,p''(e_t)<0$。本章借鉴 Weil 等（2014）健康生产函数 $p(e_t)=\dfrac{\underline{p}+\bar{p}e_t}{1+e_t}$，其中，$\underline{p}$ 为最低预期寿命，代表先天遗传健康资本存量。$\bar{p}$ 为最高预期寿命，代表通过健康投资可以达到的最大预期寿命。假设健康投资 e_t 占工资的比例为 τ，即 $e_t=\tau w_t$，$\tau\in[0,1)$，为讨论方便并不失一般性，本章讨论的健康投资仅包括公共卫生费用支出（例如，

公共医院、城市排污系统、饮用水处理系统等投资）。

个体通过消费、储蓄和健康投资以实现效用最大化，其决策问题为：

$$\max U(c_t, p_t(e_t)) = U(c_t) + p_t(e_t)U(c_{t+1})$$

$$\begin{cases} c_t + s_t = (1-\tau)w_t \\ c_{t+1} = (1+r_{t+1})s_t \\ e_t = \tau w_t \end{cases}$$

个人效用最大化条件为：

$$\frac{\partial U_t}{\partial c_t} = p_t U'(c_{t+1})(1+r_{t+1}), \frac{\partial U_t}{\partial e_t} = p'(e_t)U(c_{t+1}) \qquad (9.8)$$

取对数效用函数，将最大化条件（9.8）代入目标方程，得最优条件下的储蓄函数：

$$s_t = (1-\tau)\sigma_t w_t \qquad (9.9)$$

其中，$\sigma_t = \dfrac{p_t(e_t)}{1+p_t(e_t)}$，$\sigma_t$ 也可理解为行为人的储蓄倾向。

在要素价格 $\{w_t, r_t\}$ 给定前提下，个体通过选择 $\{c_t, s_t, c_{t+1}, \tau\}$ 极大化自身福利。

市场均衡过程中劳均资本动态演化方程为：

$$k_{t+1} = s_t = (1-\tau)(1-\alpha)\sigma_t A k_t^\alpha \qquad (9.10)$$

均衡条件下的劳均资本：

$$k_t(\tau) = (A(1-\tau)(1-\alpha)\sigma_t)^{\frac{1}{1-\alpha}} \qquad (9.11)$$

（二）内生预期寿命效应

由于健康生产函数 $p'(\tau) > 0$，因此对由健康投资驱动的内生预期寿命经济效应和福利效应的分析，可以转化为对健康投资的经济效应和福利效应的分析。

命题3：内生预期寿命的经济效应不总是单调的，当 $(\bar{p} - \underline{p})w - \underline{p}(1+\underline{p}) < 0$ 时（条件c），$\tau \to k(\tau)$ 递减；当 $(\bar{p} - \underline{p})w - \underline{p}(1+\underline{p}) > 0$ 时（条件d），$\tau \to k(\tau)$ 呈先增后减的倒U形。此时最大化均衡劳均资本的健康投资 τ^* 由下式获得：

$$(\bar{p} - \underline{p})(1-\tau^*)w - (\underline{p} + \bar{p}\tau^* w)(1+\tau^* w + \underline{p} + \bar{p}\tau^* w) = 0 \qquad (9.12)$$

证明见本章附录 3。

命题 3 说明和外生预期寿命经济效应不同，内生预期寿命的经济效应取决于不同外部条件。这是因为成本型内生预期寿命改善必然要求公共健康投资增加从而税率增加，那么健康投资在改善预期寿命增加储蓄的同时，也因可支配收入的减少而对储蓄产生挤出效应，净效应取决于既定环境下个体消费、储蓄和健康投资的相互权衡。条件 c 时健康投资是无效的，通常发生在收入水平不高而最低预期寿命又不太低的情况下，因为当寿命本就不低时，健康生产函数的凹性特征使健康投资改善预期寿命的边际效应是递减的，同时收入水平不高，消费带来的边际效用要高于健康投资带来的边际效用，二者合力使得健康投资政策阻滞经济下滑是无力的。相反，在高收入、高预期寿命的国家，健康生产函数和企业生产函数水平都较高，那么健康投资的预期寿命效应较大，预期寿命延长的经济效应又通过技术进步率放大。但同样的健康生存函数的凹性特征并不会使预期寿命改善效应一直存在，而是在达到一定水平时开始下降，因此呈现倒 U 形。

接下来研究由健康投资引致的内生预期寿命的福利效应。

内生预期寿命模型下的福利效用函数：

$$U(\tau) = \ln\left[(1-\tau)w_t - s_t\right] + p(\tau)\ln\left[(1 + r_{t+1})s_t\right]$$
$$= \ln\frac{(1-\tau)w_t}{1 + p(\tau)} + p(\tau)\ln\left(\frac{p(\tau)(1-\tau)w_t}{1 + p(\tau)}(1 + r_{t+1})\right) \tag{9.13}$$

福利最大化的健康投资满足投资的边际效用成本等于边际效用收益，即由于健康投资而挤出消费效用 $\Omega(\tau_t)$ 等于寿命改善而增加的效用 $\Lambda(\tau_t)$，数学表达式为

$$\Omega(\tau_t) = \frac{1 + p(\tau_t w_t)}{1 - \tau_t} = w_t p'(\tau_t w_t)\ln\left[\hat{r}_{t+1}(1 - \tau_t)w_t\frac{p(\tau_t w_t)}{1 + p(\tau_t w_t)}\right] = \Lambda(\tau_t)$$

$$\tag{9.14}$$

理论上，根据式（9.13）最大化条件或是式（9.14）平衡条件可推导健康投资和福利效用最大化的关系，但两式都是复杂的隐性表达式，很难得到明晰的关系式或解析解（这也是采用内生模型经常出现的困难）。同时考虑到我们的目的不是提供健康投资的评价方法，因此我们回答下面这个更关切的问题：健康投资是不是一定是有效的，或者说政府公共健康投资是不是一定能改善福利效用？数学上的表达就是证明福利最大化的健康投资是否一定大

于零。

命题 4：仅在一定条件下，健康投资的福利效应是有效的。当

$$A^{\frac{1}{1-\alpha}}\left(\ln\left(\frac{A^{\frac{1}{1-\alpha}}\alpha\left(\frac{(1-\alpha)p}{1+p}\right)^{\frac{\alpha}{1-\alpha}}}{p}\right)-\frac{1+p}{p}+\frac{1+p\alpha}{p(p+1)}\right)(\bar{p}-p)w>\frac{p(1+p\alpha)}{1+p}\left(\frac{(1-\alpha)p}{1+p}\right)^{\frac{1}{\alpha-1}}$$

时，福利最大化的健康投资大于 0。

证明见本章附录 4。

命题 4 说明了健康投资福利效应有效的条件，由于参数 α、p 变化不大 [请参看谭永生（2005）、许非（2008）及封进（2012）的相关研究]，那么上式成立的条件主要取决于参数 A 和 w，满足条件的参数 A 和 w 必须足够大。由命题 3 可知，当这两个参数较大时，健康投资经济效应递减可能性变小，那么经济效应带来收入水平的提高会减弱健康投资对消费的挤占。相反，如果两个参数都比较低，那么健康投资的挤出效用将大于预期寿命改善的福利效用，此时通过健康投资改善福利效用的政策是无力的。命题是符合经济学直觉的，现实中，许多贫穷或者在经济发展初级阶段的国家或地区，消费带来的边际效用要远高于预期寿命延长带来的边际效用，因此个人健康投资的意愿减弱。

命题 3 和命题 4 说明内生预期寿命的经济效应和福利效应表现出较大差异，因此政府在讨论与健康投资外部性相联系的经济政策时，预期寿命是不可忽略的重要考量因素。同时发现技术进步率对预期寿命经济效应和福利效应均存在正向影响，因此缓解目标矛盾的措施之一是提高技术进步率。

第四节 数字模拟及结果解释

该部分在通过数值模拟考察和佐证命题合理性的同时回答中国几个现实问题。需要说明的是，本章侧重定性分析，即考察预期寿命延长后，经济效应和福利效应变化方向是正向影响、负向影响还是没有影响，而不侧重预期寿命的经济效应和福利效应的度量。同时由于模型涉及变量较多，在不丧失一般性和不改变结论的情况下做了大量简化，因此模拟结果可以用来分析整体变化趋势，但是其中效应值的绝对大小不宜被视为必然发生的事件。

一、参数设定

首先需要对模型的基本参数赋值，赋值目标是使模型尽可能符合中国经验数据。

企业生产函数模型需要估计参数 α 和 A。现有文献对参数 α 的取值变化不大，许非（2008）采用的是 0.3，许伟等（2009）采用的是 0.4，郭凯明（2016）采用的是 0.5，本章设定在 0.3～0.5 之间。技术进步率的 A 估算存在分歧，封进（2003）采用 2.8%，谭海鸣（2016）采用 3.1%，韦江等（2018）采用 5%，本章参考经合组织《2060 年展望——全球的长期经济增长前景》报告估计结果，将 A 的模拟范围定为 3%～5%。本章假定年轻期为 40 年，将其标准化为单位 1，其间技术进度率 A 对应为 3.5～7.0。

健康生产函数模型需要确定参数 p 和 $\bar{p}$。p 的取值相对稳定，参照许非（2008）及封进（2012）的研究设定为 0.3。$\bar{p}$ 的取值存在较大范围（0.3～0.9），为防止折中选择的随意性并为后文分析的需要，选取不同发展水平国家或地区的 $\bar{p}$ 值，根据世界银行（2015）发布的数据，由低到高的取值为 0.4、0.6 和 0.9。

二、模拟结果

（一）外生预期寿命效应

对应于理论分析的命题 1 和命题 2，图 9.1 给出了外生预期寿命模型的模拟结果。为使模拟具有可比性，我们将福利效应和经济效应放在同一坐标系，并考察模型对技术进步率 A 的敏感性。从图 9.1 可以看出，外生预期寿命的经济效应均为递增，而福利效用仅当 $A=7$ 时递增，$A=3.5$ 或 $A=5$ 时呈先增后减倒 U 形（如图 9.1，t_{11} 和 t_{12} 分别对应福利效用拐点）。也就是说，经济视角下预期寿命是越长越好，但福利效应目标下的预期寿命并不一定是越长越好。当技术进步率较低时，预期寿命在超过门槛值时福利效应反而下降。同时我们发现，技术进步率越高门槛值越大甚至不存在（如 $t_{12}>t_{11}$），因此把握寿命延长机会期的关键是提高技术进步率。该模拟结果与命题 1 和命题 2 的理论分析是一致的。

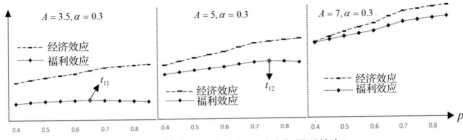

图9.1　外生预期寿命经济效应与福利效应1

接着考察模型对资本产出弹性 α 的敏感性，模拟结果如图9.2。对比图9.2与图9.1，二者具有趋势一致性，影响效应模式相对稳定，各变量在数量上只存在微小波动。同时发现，仅当 $A=3.5$ 时存在效用拐点 t_{21}，$A=5$ 时已不存在门槛值。结合图9.1和图9.2可知，技术进步率 A 和资本产出弹性 α 对经济和福利的影响趋势几乎一致，只是技术进步率 A 更具敏感性。

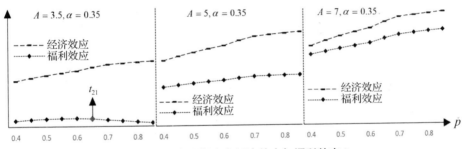

图9.2　外生预期寿命经济效应与福利效应2

（二）预期寿命门槛值

既然福利效用视角下的预期寿命并不总是越长越好，而是存在效用拐点，那么这个拐点对应的预期寿命是多少？中国目前是否已达到效用下行的预期寿命门槛值？

理论分析表明，预期寿命门槛值取决于参数 A 和 α 的取值，我们依据中国情况模拟不同参数组合下门槛值，模拟结果如表9.1。从表9.1可以看出，不同组合下的预期寿命门槛值不同，总的来看，参数 A 和 α 越大门槛值越高，当 $A\geq5$ 且 $\alpha\geq0.4$ 时福利效应不存在拐点，也就是说寿命越长福利效应越大。但即便是最低水平的门槛值也是0.5005，其对应的预期寿命为80.02岁，而中国目前 77.3 岁的平均寿命仍低于这个门槛值，因此仍有一定上升空间，预期寿命福利目标和经济目标仍是一致的。模拟结果与惯常的感受也是相符的。

表9.1 不同情景下的预期寿命门槛值

弹性 α 取值	$A=3$	$A=3.5$	$A=4$	$A=5$	$A=7$
$\alpha=0.3$	$\cap$ (0.500 5)	$\cap$ (0.617 3)	$\cap$ (0.762 3)	$\cap$ (0.860 1)	$\uparrow$
$\alpha=0.4$	$\cap$ (0.543 7)	$\cap$ (0.701 8)	$\cap$ (0.853 8)	$\uparrow$	$\uparrow$
$\alpha=0.5$	$\cap$ (0.563 7)	$\cap$ (0.731 8)	$\cap$ (0.873 8)	$\uparrow$	$\uparrow$

注：$\cap$ 表示 $p \to U(p)$ 呈 $\cap$ 形；$\uparrow$ 表示 $p \to U(p)$ 为递增函数，不存在福利最大化的预期寿命。

三、内生预期寿命效应

由命题 3 可知，内生预期寿命效应主要取决于参数 $\underline{p}$、$\bar{p}$ 和 w 的取值。由于效用对参数 $\underline{p}$ 的变化不敏感，而 $\bar{p}$ 和 w 表征的均是收入水平的高低，因此我们仅模拟参数 $\bar{p}$ 取不同值时由健康投资引致的福利效应和经济效应。模拟中设定 $A=3.5$，$\alpha=0.35$，$\underline{p}=0.3$，模拟结果如图 9.3。

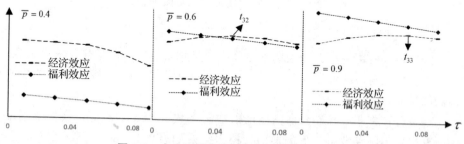

图9.3 内生预期寿命的经济效应和福利效应

从图 9.3 可以看出，三种情景下的经济效应和福利效应均表现出不一致性，不同情景下的经济效应和福利效应也具有差异性。当收入水平相对较低时，随健康投资增加其经济效应和福利效应均为一致递减，而在中、高收入水平国家，经济效应表现出先增后减倒 U 形、福利效应则为一致递减。数值模拟进一步印证了诸多发生在经济发展不同阶段的经验事实，健康投资对低收入人群没有大的吸引力，而对于中、高收入水平国家，健康投资对消费的挤出效应相对较弱，低水平的健康投资有利于经济增长，但因为健康生产函数和物质生产函数一样具有边际报酬递减特征，当预期寿命达到较高水平后，继续健康投资的经济效应将下降。同时模拟结果显示，高收入国家健康投资门槛值（约为 0.07）要高于中等收入国家健康投资门槛值（约 0.05），说明高收入国家的健康投资政策对经济的刺激作用更强，力度可以更大，这也是符合经济直觉的。

图 9.3 模拟结果显示，由健康投资驱动的内生预期寿命福利效应在三种情况下均是递减的。需要说明的是，这个结论是在既定参数下的模拟结果，目的是为比较经济效应和福利效应的差异，我们并不能由此得出福利效用总是单调递减的结论，事实上我们用美国数据，参考 Brembilla（2018）研究中 A 的取值 37.1，模拟发现健康投资小于 0.08 时福利效用是递增的。相反，根据命题 4，我们验证福利最大化时健康投资为正的条件，说明中国要实现健康投资正效应需具备的环境。

根据命题 4，福利效用主要取决于参数 A 和 α 的取值，我们依据中国情况模拟不同组合下的福利效用。模拟中参数设定 $\underline{p}=0.3$，$\bar{p}=0.6$，$\alpha=0.35$，模拟结果如图 9.4。

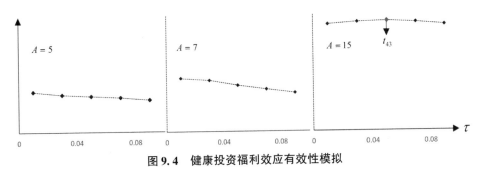

图 9.4 健康投资福利效应有效性模拟

从图 9.4 可以看出，技术进步率 A 等于 5 或 7 时，随健康投资增加福利效用是递减的；但当 A 增长到 15 时出现先增后减的情况，也就是说在其他条件不变时，当技术进步率比较高时健康投资的福利效用是有可能递增的，仅在超过一定值时效用下降。模拟结果的现实意义是，在中国目前状况下，无论是假设技术进步率 A 为 5 还是 7，健康投资政策在提高福利效用方面都是不足取的，只有当技术进步率达到一定水平采用健康投资政策才是有效的，即便如此福利最大化的健康投资也不是很高，模拟结果健康投资的门槛值约为 0.04，该结论与美国约 0.08（不太高）的健康投资经验相一致。因此政府在制定与健康投资有关的政策时要注意考察健康投资福利效应负外部性的事实。我们同时考察了模型对参数 α 的敏感性，在其他条件不变时，对比 α 为 0.3 和 0.35 时的效用，结果表现出较强一致性（限于篇幅，α 为 0.3 时效用图省略）。

第五节　结论及建议

预期寿命宏观效应的研究对于"健康中国"背景下健康政策的制定具有重要意义。本章基于世代交叠模型分析框架，以不确定性预期寿命为效应传导工具，利用代表性个人在消费、储蓄和健康投资间的权衡，研究由此产生的福利效应和经济效应。本章最终回答以下问题：预期寿命是否越长越好？经济目标和福利目标所要求的预期寿命是否一致？中国事实的预期寿命效应如何？"健康中国"背景下如何应对预期寿命延长的压力？

对于第一个问题，理论分析和模拟结果表明，预期寿命延长对均衡经济和社会福利的影响不存在越长越好的必然结论，预期寿命效应取决于客观外部经济发展条件。即便是外生预期寿命的福利效应，在某些条件下当预期寿命超过门槛值时也将产生福利损失。基于健康投资的内生预期寿命经济效应和福利效应为正的条件更加严格。对于第二个问题，总的来看，经济目标和福利目标所要求的预期寿命并不一致，但外生预期寿命因其经济效应单调递增使得两目标所要求的预期寿命重合的区间很大。而成本型内生预期寿命，数值模拟结果表明两目标所要求的健康投资政策表现出较大差异性。对于第三个问题，数值模拟表明中国目前预期寿命经济效应及福利效应仍处于上升期，且预期寿命仍存有一定上升空间。但健康投资在促进经济发展或提高福利效应的使用上需要谨慎，就经济效应而言可以有一定投资但不能超过一定限度，因此目前情况下政府制定健康投资政策时面临目标选择难题，我们同时计算了解决两难困境提高技术进步率所要达到的值。

上述结论蕴含的政策启示是：首先，外生预期寿命效应和内生预期寿命效应的差异性表明，不考虑健康投资的预期寿命效应分析有可能被低估，也有可能被高估；福利效应和经济效应目标不完全一致使得仅仅考察预期寿命的经济效应是不全面的，尤其是在考虑健康投资正外部性的同时，也要关注是否可能造成福利效用损失。其次，中国目前预期寿命的经济效应及福利效应仍处于上升期，经济和福利视角下仍容许预期寿命有一定的上升空间，政府可以利用这个预期寿命机会窗口期提高技术生产率，创造有利于延长经济和社会福利双重发展的路径。再次，适当健康投资政策在现行条件下仍可以有正的经济效应，但公共健康投资并不能改善预期寿命的福利效应，因此应当鼓励和加强私人部门健康投资的参与度，其实即使是富裕国家近期也开始改变卫生服务免费提供的状况。最后，基于技术进步在提高经济和社会福利方面的重要性，政府采用多种激励措施搭建与预期寿命机会相适宜的平台，是现代化强国也是世界强国在预期寿命很高的情况下依然保持发展态势的经验所在。事实上，《中国制造2025》确立的创新驱动迈入制造强国行列的战略目标及国家发展方式转型，为预期寿命正效应的创造和延续提供了政策基础。

需要指出的是，预期寿命的影响机制非常复杂，尤其是内生型预期寿命的福利效用，本章仅对基于公共健康投资的预期寿命福利效用进行探索性分析，模型中进行了大量简化，如效用函数的非利他性假设、退休年龄固定性假设、不考虑效用贴现因子和资本回报率等，放松假设的拓展研究有助于宏观效应评估的持续深入，从而为政策的制定提供更全面和更有说服力的建议。

附录1

$$\frac{\partial k(p)}{\partial p} = \frac{1}{1-\alpha}(A(1-\alpha))^{\frac{1}{1-\alpha}}\frac{1}{(1+p)^2} > 0，得证。$$

附录2

将第九章中式（9.6）代入效用函数式（9.7），并求导，得：

$$U'(p) = \frac{1}{1-\alpha}\left(\frac{\alpha}{p} + \ln\left(\frac{A(1-\alpha)}{1+p}\right) + \alpha\ln p\right) + \ln\frac{1+2p-p\alpha}{p(1+\alpha)} - \frac{1}{1+2p-p\alpha} - 1$$

更加清晰地刻画效用函数与预期寿命 p 的关系，略去了与 p 无关的常数项。

因 $U''(p) = -\frac{1}{(1-\alpha)}\left(\frac{1-p}{p^2} + \frac{1}{1+p}\right) - \frac{1}{p(1+2p+p\alpha)} - \frac{2-\alpha}{(1+2p+p\alpha)^2} < 0$

所以 $p \to U'(p)$ 是递减函数，且 $U'(0) = \infty$，

那么，如果 $U'(1) < 0$，则有且仅有一个 p 使得 $U'(p) = 0$。

与 $U'(1) < 0$ 等价的条件是：

$\frac{1}{1-\alpha}\ln(A(1-\alpha)) + \frac{\alpha}{1-\alpha}(1-\ln 2) + \ln\left(\frac{3-\alpha}{1-\alpha}\right) - \frac{1}{3-\alpha} < 1 + \ln 2$。

命题 2 得证。

进一步地，根据

$$U'(p) = \frac{1}{1-\alpha}\left(\ln(A(1-\alpha)) + \alpha\ln\frac{p}{1+p} + \frac{\alpha}{1+p}\left(\frac{p}{1+p}\right)^{\frac{\alpha}{\alpha-1}}\right) -$$
$$\ln(1+p) - 1 + \ln(1+r) = 0$$

可计算出最大福利化的预期寿命。

附录 3

由式（9.11）知，

$$k_t(\tau) = (A(1-\tau)(1-\alpha)\sigma_t)^{\frac{1}{1-\alpha}}$$

其中

$$\sigma_t = \frac{p_t(e_t)}{1+p_t(e_t)}, \quad p(e_t) = \frac{\underline{p} + \bar{p}\,e_t}{1+e_t}, \quad e_t = \tau w_t$$

$$\frac{\partial p}{\partial \tau} = p' = \frac{(\bar{p} - \underline{p})w}{(1+e)^2} > 0, \quad \frac{\partial^2 p}{\partial \tau^2} = p'' = -\frac{2(\bar{p} - \underline{p})^2}{1+e} < 0,$$

$$\frac{\partial \sigma}{\partial \tau} = \frac{p'}{(1+p)^2} > 0, \quad \frac{\partial^2 \sigma}{\partial \tau^2} = \frac{p''(1+p)^2 - 2p'(1+p)}{(1+p)^4} < 0$$

$$\frac{\partial k(\tau)}{\partial \tau} \sim ((1-\tau)\sigma)^{\frac{\alpha}{1-\alpha}}(\sigma'(1-\tau) - \sigma)$$

这里为表达方便，省略与 τ 无关的项，且后式的推导属同一期，故省略下标 t。

$k(\tau)$ 的单调性取决于 $(\sigma'(1-\tau) - \sigma)$ 解的情况。

因为 $(\sigma'(1-\tau) - \sigma)' = \sigma''(1-\tau) - 2\sigma' < 0$，

所以，当 $\sigma'(1-\tau) - \sigma\big|_{\tau=0} = \dfrac{(\bar{p} - \underline{p})w - \underline{p}(1+\underline{p})}{(1+\underline{p})^2} > 0$ 时，

$k'(\tau)$ 将先大于 0，然后小于 0，对应的函数 $\tau \rightarrow k(\tau)$ 先增后减，呈倒 U 形。

反之，当 $\sigma'(1-\tau) - \sigma\big|_{\tau=0} = \dfrac{(\bar{p} - \underline{p})w - \underline{p}(1+\underline{p})}{(1+\underline{p})^2} < 0$，$k'(\tau)$ 将总小于 0，

对应的函数 $\tau \rightarrow k(\tau)$ 为递减函数。

附录 4

由 $U(\tau) = \ln\dfrac{(1-\tau)w}{1+p} + p\ln\left(\dfrac{p(1-\tau)w}{1+p}(1+r)\right)$

推出：$U'(\tau) = -\dfrac{1}{1-\tau} - \dfrac{p'}{1+p} + p'\ln\left(\dfrac{(1-\tau)pw}{1+p}(1+r)\right) + p\left(-\dfrac{1}{1-\tau} - \dfrac{p'}{1+p} + \dfrac{p'}{p}\right)$

$U''(\tau) \leqslant -\dfrac{1}{(1-\tau)^2} + 2p'\left(-\dfrac{1}{1-\tau} - \dfrac{p'}{1+p} + \dfrac{p''}{p}\right) +$

$p\left(-\dfrac{1}{(1-\tau)^2} + \dfrac{p''(1+p) - p'}{(1+p)} + \dfrac{p''p - p'p'}{p^2}\right) - p''\ln\left(\dfrac{(1-\tau)p}{1+p}\right) + \dfrac{p''(1+p) - p'}{(1+p)^2}$

在求 $U''(\tau)$ 的过程中省略了无关项。

因为 $p' > 0$，$p'' < 0$，所以上式的 $U''(\tau) < 0$

若使 $U'(\tau^*) = 0$ 的 $\tau^* > 0$，

满足关系的条件是 $\dfrac{\partial U}{\partial \tau}(0) > 0$，即

$\dfrac{\partial U(\tau)}{\partial t}\bigg|_{t=0} = \left(p(\tau)\ln\left(\dfrac{p(\tau)(1-\tau)}{1+p(\tau)}\left(1+\dfrac{r_t}{p(\tau)}\right)\right)\right)' + p'(\tau)\ln\left(\dfrac{p(\tau)(1-\tau)}{1+p(\tau)}\left(1+\dfrac{r_t}{p(\tau)}\right)\right)'$

$\qquad -\dfrac{1}{1-\tau} - \dfrac{p'(\tau)}{1+p(\tau)} + \dfrac{\alpha K(\tau)^{\alpha-1}K'(\tau)}{A(1-\alpha)K(\tau)^\alpha}\Bigg)_{\tau=0} > 0$

其中 $K'(\tau) = Ak(\tau)^\alpha \dfrac{\dfrac{p'(\tau)K(\tau)}{p(\tau)} - p(\tau)}{p(\tau) + 1 - \dfrac{A\alpha k(\tau)^\alpha \tau p'(\tau)}{p(\tau)}}$

代入之后化简，即得证命题 4。

第十章
老龄化、老龄事业与经济水平

导读：老龄事业作为应对人口老龄化的综合性社会公共服务工程，老龄事业的发展既要满足养老为老服务需求，也要与经济社会发展水平相匹配。本章引入匹配度和耦合协调理论，基于省域层面测算老龄事业发展与老龄化及经济水平的匹配度和协调度，并从空间、时间两个维度进行对比。研究发现，老龄事业与老龄化程度的匹配度和协调水平近年来有所上升，但整体水平不高，大部分省市处于基本协调磨合阶段；老龄事业与经济发展水平的匹配及耦合协调水平具有逐步加强的时变特征和分布的区域差异特征，匹配指数呈东高西低两大集聚态势，协调水平虽有上升但整体偏低，呈极化现象，仅有少数发达省市达到协同发展局面；将老龄事业与老龄化及经济发展水平结合来看，匹配度存在显著省际差异，但空间区域特征并不明显。协调水平具有东高西低的空间特征且保持一定的时间稳定性，协调水平较高的省市老龄事业发展水平既满足老龄化程度的要求，也与当地经济发展水平相适应（如北京、上海、广东等），而协调度较低既可能因为老龄事业发展的堕距和不足（如四川），也可能因为老龄事业发展的超阈和无序（如山西）。需要注意的是，近年来老龄事业发展失衡的省份逐渐增多，鉴于此，本章认为应当加强老龄事业与地区老龄化程度和经济发展水平协调发展的意识，注重老龄事业发展规划及目标设定的地区差异性。

第一节 引　言

当前中国正处在人口老龄化快速发展时期，60岁及以上人口比重从2009年的12%增加到2018年的17.9%（国家统计局，2019），据预测，2050年这一比例将增长到 36.5%，其中包括约 18.3% 的失能、半失能老人（中国城乡老年生活调查，2016）。"人口又多又老"背景下，老龄群体的健康问题、保障问题、社会参与问题等面临巨大压力，"积极应对人口老龄化，加快老龄事业发展"成为破解老龄化所引发诸多挑战的一项新国策。老龄事业作为提高老年人生活品质生命质量（联合国 37/51 号）、让老年人拥有幸福的晚年事业（2019 年政府工作报告），老龄事业的发展既要与老龄化程度相适应，同时又要量力适度与经济发展水平相协调，而不是一味追求更高的量化发展目标（国家积极应对人口老龄化中长期规划，2019）。但在调查中我们发现，2018 年所调查的 22 个省市区中老龄化程度最严重的是山东和四川，而同期两省的老龄事业发展水平排序为第 7 和第 10，这说明相对于老龄化程度，老龄事业发展水平明显不足。相反，山西省的老龄事业发展指数排序为 11，而同期老龄化程度和经济发展水平的排序分别为第 19 和第 20，说明山西省的老龄事业发展存在过度现象。老龄事业作为应对人口老龄化的社会公共工程，其发展水平的超阈或堕距均将导致资源配置的无序和低效，除了所列举的省市，其他省市区的老龄事业发展是否存在错位和匹配失衡问题是本章研究的内容。为此，本章引入匹配度及协调发展理论，基于省域层面探讨中国老龄事业与老龄化程度和经济发展水平的匹配和协调关系，分析老龄事业发展的充分性和资源配置的有效性，为新时代背景下老龄事业平衡发展及"一地一策"的目标设定提供实证依据和决策参考。

第二节　文献综述

老龄化是世界各国所面临的共同挑战，老龄化背景下的老龄事业发展问题主要包括老龄化的判断标准、老龄事业理论内涵和老龄事业发展现状三个方面。人口老龄化作为一个社会学概念，既是表明"国家与地区 60 岁及以上人口数占总人口比例超过 10%，或 65 岁以上人口数占总人口比例超过 7%"的一种静态化状态，也是指"增长幅度超过 2%，且高于其整体人口增长率和其他各年龄组增长速度"的一种动态化状态。无论任何一种指标都表明，中国已经进入老龄社会。作为世界上最大的发展中国家，如何在老年人口基数大且经济上未富先老的背景下，保障老年人权益，增强老年人参与感、获得感和幸福感，中国政府不断探索适合国情的老龄事业发展模式。据统计，自

1994 年民政部首次将老龄事业纳入经济社会发展总体规划以来，中央政府先后出台的老龄政策有 1 300 余份，"十三五"时期是中国老龄事业改革发展和养老体系建设的重要战略窗口期，提出了中国老龄事业发展的总体目标，明晰了战略重点和主要任务。党的十九大报告更是强调把加快养老体系建设和推进老龄事业发展作为党和国家的战略目标与施政重点。

随着老龄事业发展的推进，学术界关于老龄事业的研究逐渐增多，早期的研究主题以老龄事业理论内涵、发展现状、优化路径及老龄政策体系等为主要内容（陈丕显，1994；党俊武，2012；杜鹏，孙鹃娟，张文娟等，2016；郑志则，陆杰华，2017）。老龄化社会理论随着对老龄化社会的认知态度逐渐改变，大致经历了从成功老龄化到健康老龄化，再到积极老龄化的演变；与此相对应，老龄事业的内涵也从强调生理、心理和社会功能的健康状态，从以需求为基础转变为以权利为基础，进而优化老年人健康、参与和保障的获得机会，并且现已成为国际社会应对老龄化问题的全新发展战略（王深远，2018）。老龄事业在各地区推行的同时，老龄事业发展和养老体系建设区域不均衡问题日益突出，学界对老龄事业的研究开始向空间转向，部分学者开始关注中国老龄事业发展水平的测度及区域差异性。范中原和王松岭（2012）等根据中国老龄事业发展"六个老有"理论构建老龄事业发展评价指标体系，运用因子分析和聚类分析定量考察了中国 31 个省市区（不含港澳台）老龄事业发展状况并发现存在严重区域不均衡问题；任兰兰（2017）从国际与国内、宏观与微观、共性与特性相结合的研究视角，从养老保障、社会参与、精神文化等方面构建模型，对老龄事业发展的区域差异、演变特征及系统内要素间的均衡状况进行研究。还有不少学者侧重对老龄事业某一支持性环境要素进行评估与比较，如老年人生活质量与社区满意度等（王化波，董文静，2012）、老年健康与环境（敖荣军，李浩慈，杨振等，2017）及养老模式融合与创新等（刘亚娜，2016）。

老龄事业作为政府为老年群体提供养老为老服务的事业，老龄事业发展的问题不仅仅是如何养老为老等民生问题，其本质更是经济社会发展问题，经济实力是老龄事业发展的基本保证（原新，2018），因此老龄事业的发展不仅要与老龄化程度相匹配，也要量力适度与当地的经济发展水平相匹配，只有老龄化程度、老龄事业、经济水平三者协调发展，才能保持资源分配的有序和有效。然而已有研究对三者协调发展的定量研究比较少见。曾通刚和赵媛（2019）关于老龄事业与经济发展水平空间匹配的研究是该主题为数不多的一篇，该文章运用重心和空间重叠性模型，通过计算老龄事业重心和经济重心的地理坐标及错位距离，揭示二者发展错位的区域特征并得出一些有意义的结论，但该文献更侧重地理学空间视角的考察，而对相互间互动状态及协调程度的研究不够深入，且该文献仅研究了老龄事业和经济发展的空间错位情况，忽略了老龄化需求视角的老龄事业发展水平的研究可能会陷入追求量化目标的误区，导致资源配置的无效。基于此，本章将对老龄事业与老龄化及经济发展水平三者协调关系开展研究。

协调发展的研究主要基于匹配、耦合和协调三个层级，匹配度可以从直观上展示系统间发展的不匹配或错位情况；耦合作为物理学的经典概念，可以进一步考察系统间关联程度的强弱；协调发展作为发展的高级阶段，是在耦合度基础上加入效用函数，使得协调度指标兼有发展和协调两层含义，耦合协调度指标现已被多学科广泛应用于系统间协调发展的分析（Lei，Weituo，Yalin et al.，2015；Li，Li Y，Zhou et al.，2012；宋长青，程昌秀，杨晓帆等，2020）。本章试图基于以上理论，以中国省市区为研究单元，对老龄事业与老龄化程度及经济发展水平的协调情况进行分析。首先构建评价指标体系计算老龄事业发展指数，利用匹配统计方法从直观上揭示各地区老龄事业与老龄化和经济发展的偏离程度；然后运用耦合协调模型测度协调程度并划分协调类型，并分析协调水平的时变特征和空间差异。本章的研究一定程度上弥补了单向地、孤立地考察老龄事业发展的不足，为评价老龄事业发展水平提供一个全新视角和评价标准。本章的研究结论能够为国家和地方政府积极应对老龄化，合理引导老龄事业发展，实现老龄事业、老龄化和经济水平协调发展提供一定的科学依据。

第三节　老龄事业与老龄化及经济发展匹配度分析

一、指标体系构建与综合指数计算

老龄事业发展指数目前尚无统一评价标准，本章以积极老龄化理论为依据，围绕健康、保障、参与三个维度，并参考相关研究成果（范中原，王松岭，2012；任兰兰，2017；曾通刚，赵媛，2019），遵循指标选取的科学性、可比性及可获得性原则，选取三个维度的 8 项指标构建中国老龄事业发展指数，如表 10.1。

表 10.1 中国老龄事业发展指数评价指标及权重

维度	指标含义及单位	权重			
		2008	2012	2015	2018
健康维度	每千老人拥有医护人员数/（人/千人）	0.100 1	0.116 5	0.143 6	0.1365
	每十万老人拥有医院数/（个/十万人）	0.140 1	0.181 2	0.180 8	0.165 5
	人均城镇基本医疗保险基金支出/（元/人）	0.183 3	0.142 7	0.141 5	0.112 0
保障维度	每千老年人口养老服务床位数/（张/千人）	0.131 6	0.137 5	0.185 9	0.188 4
	城镇职工基本养老保险待遇/（万元/人）	0.080 2	0.072 4	0.077 8	0.084 9
	城乡养老保险参保率/%	0.326 3	0.310 1	0.231 0	0.269 4
参与维度	老年学校入学率/%	0.016 2	0.017 9	0.020 1	0.023 1
	老年活动中心千人覆盖数/（个/千人）	0.023 1	0.021 6	0.019 3	0.020 1

由于各指标单位不同，参照李彪（2018）的研究方法，采用极差法对原数据进行无量纲化处理，然后运用线性加权计算综合评价指数，其中利用熵值法确定指标权重以避免主观赋权所产生的偏差（张勇，薄勇健，陈立泰，2013）。具体计算步骤和计算公式如图 10.1。

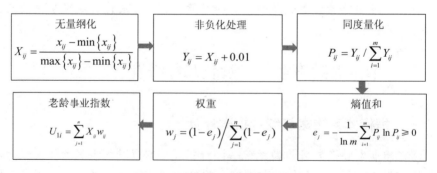

图 10.1 老龄事业指数计算步骤

首先，采用极差法对指标进行无量纲化处理，

$$X_{ij} = \frac{x_{ij} - \min\{x_{ij}\}}{\max\{x_{ij}\} - \min\{x_{ij}\}} \tag{10.1}$$

其中，x_{ij}表示第 i 个省市第 j 个指标值。

然后，在进行非负化处理 $Y_{ij} = X_{ij} + 0.01$ 基础上，将各指标同度量化：

$$P_{ij} = Y_{ij} \bigg/ \sum_{i=1}^{m} Y_{ij} \tag{10.2}$$

接着，计算第 j 项指标的熵值和：

$$e_j = -\frac{1}{\ln m} \sum_{i=1}^{m} P_{ij} \ln P_{ij} \geqslant 0 \tag{10.3}$$

m 为评价单位数。

接下来，计算冗余度 $d_j = 1 - e_j$，确定指标的权重

$$w_j = d_j \bigg/ \sum_{j=1}^{n} d_j \tag{10.4}$$

n 为指标数，w_j 即为各项指标的权重值。

最后，确定老龄事业指数 U：

$$U = \sum_{j=1}^{n} X_{ij} w_{ij} \tag{10.5}$$

二、匹配度经验测度

本章以中国 22 个省市区行政单元为研究对象，数据来源于 2008 年、2012 年、2015 年和 2018 年的《中国统计年鉴》《中国民政统计年鉴》《国民经济发展和社会统计公告》及各省市区统计年鉴和国民经济发展统计公报。

由于老龄事业（U_1）发展既要与老龄化程度（U_2）相匹配，同时也要与经济发展水平（U_3）相协调，因此本章首先考察老龄事业—老龄化程度（$U_1 - U_2$）、老龄事业—经济发展水平（$U_1 - U_3$）两系统的匹配度，然后分析（$U_1 - U_2$）与（$U_1 - U_3$）两系统间的匹配度，其中老龄化程度采用各省市区 65 岁及以上人数占总人数的比例，经济发展水平采用各省市区按价格指数平减后的人均 GDP 指标。

首先，采用双指标法进行匹配分析。双指标法是指将两个系统指标联合起来分析，每个系统根据指标值的大小分为高和低两个层次，两个系统两两结合分为四种类型，根据系统指标得分考察所属类型。其中，层次划分以该

指标平均值为基准，大于基准值界定为高水平区域，不大于基准值的为低水平区域。双指标下老龄事业—老龄化程度（$U_1 - U_2$）、经济发展水平—老龄事业（$U_3 - U_1$）匹配情况如表 10.2 和表 10.3。

表 10.2 双指标下老龄事业—老龄化程度（$U_1 - U_2$）空间错位动态变动

类型	时期			
	2008	2012	2015	2018
双高	上海 天津 浙江 辽宁 吉林 江苏 重庆	上海 天津 辽宁 四川 江苏 山东	上海 浙江 辽宁 江苏 四川 湖北	上海 浙江 江苏 河北 山东 辽宁 湖北 四川
双低	广东 江西 河南 广西 山东 湖北 河北	广东 江西 河南 河北 福建 吉林	广东 江西 河南 福建 广西	广西 江西 河南 山西 黑龙江 吉林 广东 福建
U_1 高 U_2 低	北京 陕西 山西 黑龙江	北京 陕西 山西 浙江 黑龙江	北京 陕西 山西 天津 黑龙江	北京 陕西 天津
U_1 低 U_2 高	湖南 安徽 四川 福建	湖南 安徽 湖北 重庆 广西	湖南 安徽 吉林 河北 山东 重庆	湖南 安徽 重庆

表 10.3 双指标下经济发展—老龄（$U_3 - U_1$）空间错位动态变动

类型	时期			
	2008	2012	2015	2018
双高	上海 北京 天津 浙江 辽宁 吉林 江苏	上海 北京 天津 辽宁 浙江 江苏 山东	上海 北京 天津 浙江 辽宁 江苏	上海 北京 天津 浙江 江苏 山东 湖北 陕西
双低	湖南 广西 江西 河北 河南 安徽 四川 湖北	湖南 广西 江西 湖北 河北 河南 重庆 安徽	湖南 广西 江西 湖北 河北 河南 安徽 吉林	湖南 广西 江西 吉林 安徽 河南 黑龙江

类型	时期			
	2008	2012	2015	2018
U_1 高 U_2 低	山西 陕西 黑龙江 重庆	山西 陕西 黑龙江 四川	山西 陕西 黑龙江 四川	山西 河北 辽宁 四川
U_1 低 U_2 高	山东 福建 广东	吉林 福建 广东	广东 福建 重庆 山东	重庆 广东 福建

表 10.2 是以双指标法表现的老龄事业—老龄化空间错位变动情况。从时间维度上看，各省市所属类型具有相对稳定性，上海、江苏、辽宁等一直处于双高类型，广东、江西、河南等处于双低类型，其他省市区的错位类型也基本稳定；从错位类型分布来看，各个时期错位类型比例相近，匹配的省市区占总数的一半以上，双高和双低的省市区占比相近，不匹配的省市区总和小于匹配省市区的总和；匹配类型所属省市并没有表现出一定的区域规律性，双高类型中，既包括上海、浙江等东部发达地区，也包括湖北、四川等中西部不发达的省市区，这也间接说明了老龄事业的发展除了与经济发展水平有关，还与地区其他因素，如地方政策、行政导向、产业结构等地区特征有关。

表 10.3 是以双指标法测度的老龄事业—经济发展水平之间的空间错位变动情况。从时序上看，各省市区所属错位类型具有更强的稳定性，上海、北京、天津、浙江等稳居双高类型，而湖南、广西、江西、河南等稳居双低类型，其他省市的错位类型也基本稳定；从错位类型分布来看，双高和双低占比略大，不匹配省市占比略低；错位类型所属省市有一定的区域特征，双高类型所含省市大多为东部发达地区，而双低类型主要是中西部地区。这一特征符合经济直觉，也与已有文献的研究结论相似（曾通刚，赵媛，2019）。

双指标法直观展示了系统整体的匹配分布，并能够在一定程度上将错位比较严重的区域分开，但双指标法无法从数量上对错位的严重程度加以辨识，因此继续采用单指标法进行分析。单指标法是采用空间错位指数这一单一指标对其直接测度。消除量纲并对各指标标准化处理之后，得到各省市老龄事业—老龄化空间错位指数 R_1、经济发展水平—老龄事业空间错位指数 R_2，公式为：

$$R_1 = U_1 - U_2, \quad R_2 = U_3 - U_1 \qquad (10.6)$$

老龄事业—老龄化空间错位指数 R_1 可以用来分析老龄事业发展的充分性，但是如果仅以此为目标考察老龄事业的发展，容易陷入唯数量化的误区。同样地，如果以老龄事业—经济发展水平的空间错位为目标考察老龄事业发展，对于老龄化程度不高而经济相对发达地区，显然容易造成资源配置的无效，因此有必要将两个错位指数结合起来进行分析。分析和计算的过程同上。老龄事业—老龄化程度（$U_1 - U_2$）、经济发展水平—老龄事业（$U_3 - U_1$）及两大系统（$U_1 - U_2$）$-$（$U_3 - U_1$）间的平均空间错位分布如图 10.2、图 10.3和图 10.4。

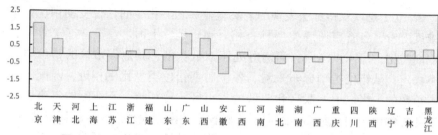

图 10.2　老龄事业—老龄化程度（$U_1 - U_2$）平均错位指数分布

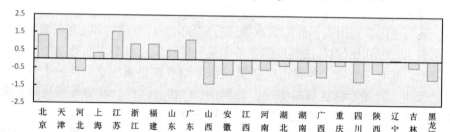

图 10.3　经济发展水平—老龄事业（$U_3 - U_1$）平均错位指数分布

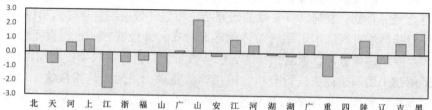

图 10.4　（$U_1 - U_2$）$-$（$U_3 - U_1$）平均错位指数分布

为进一步揭示各省市区错位态势和程度，借鉴包富华和陈瑛（2016）等研究方法，依据空间错位指数平均值，将错位态势分为六类区域：正向高错位区（$R \geqslant 1$）、正向中错位（$0.3 \leqslant R < 1$）、正向低错位（$0 \leqslant R < 0.3$）、负向高错位区（$R \leqslant -1$）、负向中错位区（$-1 \leqslant R < -0.3$）、负向低错位区（$-0.3 \leqslant R < 0$），结果如表10.4所示。

表10.4　各系统空间错位类型分布

类型	老龄事业—老龄化 $(U_1 - U_2)$	经济发展水平—老龄事业 $(U_3 - U_1)$	$(U_1 - U_2) - (U_3 - U_1)$
正向高错位	北京 上海 广东 山西	北京 天津 江苏 广东	山西 陕西 黑龙江
正向中错位	天津 吉林 黑龙江	上海 浙江 福建 山东	北京 河北 上海 江西 河南 广西 吉林
正向低错位	浙江 福建 江西 河南 陕西	辽宁	广东
负向低错位	河北 广西	重庆	安徽 湖北 湖南 四川
负向中错位	江苏 山东 湖北 湖南 辽宁	河北 安徽 江西 河南 湖北 湖南 广西 陕西 吉林	天津 浙江 福建 辽宁
负向高错位	安徽 重庆 四川	山西 四川 黑龙江	江苏 山东 重庆

三、匹配度分析

（一）老龄事业—老龄化匹配度（$U_1 - U_2$）分析

结合图10.1和表10.4中的第2列，老龄事业发展水平和老龄化程度不匹配的情况在22个省市区中普遍存在，浙江、福建、河北、江西等7个省区的错位指数比较小，而其他16个省市区错位指数处于中、高错位组别。从错位方向上看，北京、上海、广东错位指数大于1，位于正向高错位区，老龄事业发展与老龄化程度偏离较大，说明这些地区的老龄事业发展速度要大于老龄化速度，而安徽、四川、重庆错位指数小于 -1，位于负向高错位区，说明老龄事业发展水平未能匹配老龄化的增速，其可能的原因在于较高老龄化程度和较低经济水平，即未富和先老的叠加致使老龄事业发展明显不足。从匹配类型的区域特征看，并未表现出明显的规律性，需要注意的是江苏、山东两个经济发展水平相对较高的省份位于负向中错位区，而经济发展水平相对落后的山西位于正向高错位区，那么老龄事业发展究竟是堕距还是超阈需要结合经济发展水平—老龄事业系统进行分析。

（二）经济发展水平—老龄事业匹配度（$U_3 - U_1$）分析

结合图10.2和表10.4中的第3列，整体来看产生正向错位的省市个数（9个）小于负向错位数（13个），北京、天津、江苏、广东4个省市错位指数大于1，位于正向高错位区，说明这几个地区的老龄事业发展水平与当地的经济状况存在明显不匹配；辽宁、重庆两地的匹配度较好；而山西、四川、黑龙江的错位指数小于-1，位于负向高错位，说明相对于当地的经济发展水平，老龄事业的发展过于超前。负向高错位的3个省加上负向中错位的9个省市中，老龄事业发展超阈的省市占总数的比例接近60%。从各类型所属省市特征来看，错位指数与经济发展地理格局具有较强一致性，正向错位的省市基本为东部发达地区，而负向区域主要包括中西部等不发达省市。

（三）（$U_1 - U_2$）-（$U_3 - U_1$）匹配度分析

老龄事业—老龄化错位指数（$U_1 - U_2$）反映老龄事业发展相对于老龄化程度是否充分，经济发展水平—老龄事业错位指数（$U_3 - U_1$）说明老龄事业发展相对于经济发展水平是否有效，只有两者相结合才能反映老龄事业的发展程度是否合适。比如，老龄事业—老龄化位于正向高错位的广东，其经济发展水平—老龄事业也位于正向高错位，说明尽管广东的老龄事业发展程度要明显大于老龄化程度，但因为广东的经济发展水平—老龄事业也处于正向高错位，说明广东的经济发展足以支撑广东的老龄事业发展，因此广东的老龄事业发展水平是合适的。同样合理的有安徽、湖北、湖南、四川等省。山西、陕西、黑龙江在该系统中属于正向高错位，说明这三个地区的老龄事业发展存在明显的超阈现象，当地的经济发展不足以支撑目前过高的老龄事业水平，因此可能会造成资源的占用和无效，而江苏、山东、重庆则刚好相反，老龄事业发展低于老龄化需求，又未能与经济水平相对应，二者叠加导致老龄事业的发展存在明显的堕距和不足。

第四节　老龄事业、老龄化、经济发展协调关系动态分析

匹配度分析可以直观地反映老龄事业与老龄化程度及经济发展水平的错位程度，但却难以反映系统间的发展水平和协调效应，两系统发展程度都较高或者都较低时可能获得一样匹配值，比如前文表 10.4 第 4 列中，北京、上海和江西、广西同属于正向中错位区，但显然北京、上海的老龄事业发展水平远高于江西、广西地区，因此需要构建一个客观反映系统间关联关系及协调发展水平的模型，本章将借助耦合协调模型展开分析。

一、系统耦合协调模型

耦合度源自物理学中的概念，在社会科学研究领域中的应用是考察虽有关联但因果关系尚不明确的两子系统或多个子系统之间的协同交互作用（杨忍，刘彦随，龙花楼，2015；王成，唐宁，2018）。依据物理学中的容量耦合概念及耦合系数模型，系统耦合度记为 C，双子系统耦合度 C 的计算公式为：

$$C_{ij} = 2 \cdot \sqrt{U_i \times U_j} / (U_i + U_j) \tag{10.7}$$

其中 U_i、U_j 表示各子系统指标值，$C \in [0, 1]$，值越大表明耦合度越高。

耦合度用于描述系统间相互配合、相互协调与和谐一致的属性，耦合协调度模型进一步确定协调水平的高低。双子系统耦合协调模型为：

$$T_{ij} = \alpha U_i + \beta U_j \tag{10.8}$$

$$D_{ij} = \sqrt{C_{ij} \cdot T_{ij}} \tag{10.9}$$

式（10.8）和式（10.9）中，D 为协调度，$D \in [0, 1]$，值越大协调水平越高；T 为协调系数；α，β 为待定参数，其值取决于两个子系统的偏重。结合本章研究内容及参考相关文献（周艳，黄贤金，徐国良，2016；朱江丽，李子联，2015），本章取相等权重。

为进一步了解系统协调度动态变动的规模结构，我们采用 $Zipf$ 法则进行分析。$Zipf$ 定律最初由哈佛语言学家 Zipf（1949）提出用于描述词频分布的规律，现已被广泛应用于地理学、经济学、社会学等领域关于离散数据的分析。其表达式为：$D_r = D_1 r^{-q}$，两边同取对数，得到：

$$\ln D_r = \ln D_1 - q\ln r \tag{10.10}$$

其中，D_r 为协调度排名为 r 的协调度水平，D_1 为排名第 1 的协调度水平，q

则为 $Zipf$ 参数，可以通过 q 值的大小判断协调度的离散程度。

二、系统耦合度计算结果

根据上述计算步骤，可分别得到各省市区 4 个年份老龄事业—老龄化程度（$U_1 - U_2$）、经济发展水平—老龄事业（$U_3 - U_1$）及（$U_1 - U_2$）-（$U_3 - U_1$）的耦合协调度，如表 10.5。

为进一步分析各省市区所处的协调阶段，参照杨蔚宁等（2019）的研究方法，将耦合协调度由高到低分为低度协调、基本协调、良性协调和高度协调四种类型。本章选取 2008 年和 2018 年两个时期进行对比分析，结果如表 10.6 所示。分系统协调度 $Zipf$ 法则检测结果如表 10.7。

三、系统耦合度分析

（一）老龄事业—老龄化系统协调度及动态分布

结合表 10.5 和表 10.6 中老龄事业—老龄化部分，从时间纵向来看，大部分省市区协调度在 2008—2018 年间波动中有所上升，但上升幅度不大，各省市区所属协调类型保持相对稳定。部分省份协调度有较大的提高，如江苏、浙江、山东等地区，其中江苏协调度由 2008 年的 0.545 升至 2018 年 0.612，协调类型也由基本协调升级为良性协调，浙江省的协调水平同样发生跃迁；北京、上海协调度有回落但仍处于较高协调水平；天津的下降幅度比较明显，由 2008 年的 0.787 降至 2018 年的 0.538，从良性协调降至基本协调等级，其原因在于天津的老龄化进程相对较慢，未能对老龄事业发展产生大的推动（2018 年老龄化程度仅高于广东和福建）。从协调类型分布来看，2008 年和 2018 年各类型所占比例基本相同，有超过 60% 的省市区处于基本协调水平，而低度协调和良性协调所占比例相近。北京、上海协调水平一直保持高位，而广东、江西、广西等省区协调度较低。总体来看，老龄化程度较低的地区其协调水平较低，但老龄化程度较高地区的协调度同时取决于老龄化程度和当地的经济发展水平。表 10.7 中老龄事业—老龄化协调度 $Zipf$ 参数显示，各年份 $Zipf$ 参数波动中有所下降，说明各省市区协调水平差异程度在逐年缩小。同时 $Zipf$ 参数值距离 1 较远，一方面说明协调度指数分布较为集中，位于中间序列的省份较多，分布呈现正态分布特征，另一方面也说明各省市区协调分布还具有较大优化空间。

表10.5　各省市区各年份老龄事业、老龄化、经济发展水平系统耦合协调度

省市区	老龄事业—老龄化（$U_1 - U_2$）				经济发展水平—老龄事业（$U_3 - U_1$）				（$U_1 - U_2$）—（$U_3 - U_1$）			
	2008	2012	2015	2018	2008	2012	2015	2018	2008	2012	2015	2018
北京	0.697	0.597	0.713	0.645	0.883	0.891	0.889	0.880	0.976	0.985	0.986	0.978
天津	0.787	0.703	0.652	0.538	0.834	0.871	0.856	0.744	0.899	0.993	0.997	0.946
河北	0.390	0.453	0.476	0.542	0.389	0.374	0.314	0.322	0.802	0.712	0.633	0.592
上海	0.910	0.656	0.870	0.879	0.956	0.905	0.931	0.938	0.905	0.948	0.863	0.804
江苏	0.545	0.572	0.590	0.612	0.550	0.624	0.645	0.679	0.767	0.818	0.751	0.757
浙江	0.578	0.485	0.586	0.649	0.615	0.628	0.640	0.686	0.869	0.922	0.835	0.775
福建	0.434	0.419	0.410	0.367	0.430	0.499	0.506	0.526	0.797	0.865	0.880	0.883
山东	0.453	0.544	0.497	0.592	0.486	0.532	0.490	0.513	0.860	0.765	0.708	0.465
广东	0.225	0.212	0.205	0.236	0.475	0.434	0.475	0.523	0.922	0.945	0.953	0.898
山西	0.402	0.493	0.468	0.435	0.437	0.399	0.187	0.279	0.594	0.563	0.558	0.535
安徽	0.416	0.430	0.417	0.507	0.204	0.235	0.240	0.300	0.520	0.598	0.563	0.497
江西	0.338	0.342	0.350	0.380	0.213	0.207	0.213	0.283	0.707	0.685	0.665	0.631
河南	0.252	0.389	0.396	0.430	0.273	0.265	0.259	0.313	0.812	0.683	0.645	0.606

续表

省市区	老龄事业—老龄化 ($U_1 - U_2$)				经济发展水平—老龄事业 ($U_3 - U_1$)				($U_1 - U_2$) - ($U_3 - U_1$)			
	2008	2012	2015	2018	2008	2012	2015	2018	2008	2012	2015	2018
湖北	0.406	0.510	0.519	0.518	0.313	0.404	0.437	0.467	0.708	0.673	0.677	0.664
湖南	0.469	0.535	0.487	0.483	0.301	0.336	0.337	0.349	0.624	0.574	0.600	0.568
广西	0.384	0.419	0.414	0.398	0.200	0.206	0.216	0.218	0.628	0.609	0.599	0.540
重庆	0.575	0.541	0.533	0.550	0.367	0.390	0.425	0.450	0.410	0.466	0.459	0.530
四川	0.550	0.599	0.602	0.578	0.240	0.271	0.311	0.331	0.457	0.468	0.441	0.399
陕西	0.496	0.526	0.523	0.467	0.365	0.445	0.431	0.447	0.661	0.685	0.686	0.699
辽宁	0.580	0.563	0.600	0.558	0.531	0.611	0.564	0.415	0.748	0.835	0.694	0.536
吉林	0.428	0.352	0.494	0.469	0.422	0.468	0.439	0.379	0.783	0.821	0.718	0.629
黑龙江	0.427	0.486	0.547	0.470	0.393	0.405	0.337	0.234	0.754	0.666	0.567	0.513

数据来源：本书作者计算。

表 10.6 分系统耦合协调度类型分布

系统	类型 （分类标准）	年份	地区
老龄事业— 老龄化 （$U_1 - U_2$）	低度协调 （0.2～0.4）	2008	广东 河南 江西 广西 河北
		2018	广东 福建 江西 广西
	基本协调 （0.4～0.6）	2008	山西 吉林 黑龙江 湖北 安徽 福建 山东 湖南 陕西 江苏 四川 浙江 辽宁 重庆
		2018	山西 河南 陕西 黑龙江 吉林 湖南 天津 安徽 湖北 河北 重庆 辽宁 四川 山东
	良性协调 （0.6～0.8）	2008	北京 天津 上海
		2018	北京 江苏 浙江 上海
经济发展水平— 老龄事业 （$U_3 - U_1$）	低度协调 （0.2～0.4）	2008	安徽 广西 江西 四川 河南 湖南 湖北 重庆 陕西 河北 黑龙江
		2018	广西 黑龙江 江西 山西 安徽 河南 河北 四川 湖南 吉林
	基本协调 （0.4～0.6）	2008	福建 吉林 广东 山西 山东 辽宁 江苏
		2018	辽宁 重庆 陕西 湖北 山东 福建 广东
	良性协调 （0.6～0.8）	2008	浙江 天津
		2018	江苏 浙江 天津
	高度协调 （0.8～1.0）	2008	北京 上海
		2018	北京 上海

续表

系统	类型 （分类标准）	年份	地区
$(U_1-U_2)-$ (U_3-U_1)	基本协调 $(0.4\sim0.6)$	2008	重庆 四川 安徽 山西
		2018	四川 山东 河北 安徽 黑龙江 重庆 山西 辽宁 广西 湖南
	良性协调 $(0.6\sim0.8)$	2008	湖北 陕西 湖南 广西 江西 辽宁 黑龙江 江苏 吉林 福建
		2018	湖北 陕西 吉林 江西 江苏 浙江 河南
	高度协调 $(0.8\sim1.0)$	2008	河北 山东 浙江 天津 上海 广东 北京
		2018	上海 福建 广东 天津 北京

表 10.7　分系统协调度 $Zipf$ 法则检验结果

年份	老龄事业—老龄化 (U_1-U_2)			经济发展水平—老龄事业 (U_3-U_1)			$(U_1-U_2)-(U_3-U_1)$		
	$Zipf$	R^2	F	$Zipf$	R^2	F	$Zipf$	R^2	F
2008	0.364***	0.844	108.240	0.519	0.899	178.840	0.225	0.661	38.918
2012	0.274***	0.639	35.450	0.496	0.862	124.505	0.244	0.786	73.487
2015	0.294***	0.706	48.070	0.502	0.876	141.348	0.254	0.855	118.273
2018	0.273***	0.747	59.110	0.483	0.919	228.015	0.283	0.895	170.872

（二）经济发展—老龄事业系统协调度及动态分布

结合表 10.5 和表 10.6 相应部分，从时间维度来看，大部分省市区经济发展—老龄事业的协调度有所上升，江苏省协调水平上升幅度较大，进入良性协调阶段；北京、天津、上海协调水平有不同程度下降，但下降幅度不大，仍保持高位。省市协调度呈明显极化现象，2008 年天津、北京、上海和浙江 4 个省市达到良性及以上协调水平，而剩下的 18 个省市区属于基本协调和低度协调，2018 年高位协调省市增至 5 个，但在 22 个省市区中仍属于绝对少数，而将近 1/2 的省市区处于低度协调阶段。协调程度不高的省市大多属于中西部经济不发达地区，而协调水平较高的则多属于东部经济状况较好的省市，说明经济发展水平仍是决定老龄事业发展的关键因素。对比老龄事业—老龄化系统和经济发展水平—老龄事业系统，在空间维度上两者的耦合协调度具有一定关联性，不同协调类型所属区域大致吻合，在整体上呈现东高西低的空间分布特征。老龄事业—老龄化系统协调度整体上要大于经济发展水平—老龄事业系统的协调度，说明相对于经济发展水平，老龄化的加剧对老龄事业发展产生更大的推动作用。表 10.7 显示，经济发展水平—老龄事业协调水平分布和老龄事业—老龄化协调水平分布具有相似特征，$Zipf$ 参数波动中有所下降说明各省市区协调水平差异逐渐减小，较小的 $Zipf$ 参数值说明协调分布更趋于正态分布，相对于老龄事业—老龄化协调水平，较大的 $Zipf$ 值说明经济发展水平—老龄事业协调水平更趋于理想分布。

（三）（$U_1 - U_2$）–（$U_3 - U_1$）协调度及动态分布

老龄事业—老龄化系统耦合协调度和经济发展水平—老龄事业耦合协调度分别考察了老龄事业发展的一个维度，但只有两者相结合才能更全面地对老龄事业发展的合理性加以把握。结合表 10.5 和表 10.6，（$U_1 - U_2$）–（$U_3 - U_1$）两系统耦合协调度总体水平较高，所有省份均达到基本协调及以上水平，说明各省市区基本形成和本地区相协调的老龄事业发展模式。近年来，整体协调水平有所下降，2018 年属于基本协调和高度协调省市分别为 10 个和 5 个，而 2008 年对应数字为 4 个和 7 个，下降的原因之一是近年来人口老龄化的速度超过了老龄事业的发展速度。具体到省市差异来看，协调度具有东高西低的空间特征，且保持一定的时间稳定性。上海、广东、天津、北京等东部省市一直位于高度协调阶段，而重庆、四川、安徽、山西等西部省市区协调水平相对较弱。协调度高说明老龄事业发展水平既满足老龄化程度的要求，也与当地经济发展水平相适应，而协调度较低既可能因为老龄事业发展的堕距和不足（如四川），也可能因为老龄事业发展的超阈和无序（如山西）。（$U_1 - U_2$）–（$U_3 - U_1$）系统协调指数的 $Zipf$ 值从时间趋势上看在逐年增加，说明省市区间的协调水平差异在增大。$Zipf$ 值的绝对水平与理想值 1 的偏离程度较大，说明整体上协调水平受外界环境干预比较严重，导致协调水平分布非常不均匀。除了差异化的老龄程度和经济发展水平是整体协调分布偏离 *Zipf* 定律的主要原因外，其他因素的干扰将是后续研究的内容。

第五节 结论和启示

老龄事业的发展既要满足养老为老需求，又要与经济发展水平相匹配，在大力推进老龄事业发展的过程中，发挥并实现三者间协同发展具有重要的意义。本章依据系统匹配度与耦合协调理论，在构建了老龄事业发展指标体系的基础上，实证研究了 22 个省市区 2008—2018 年老龄事业—老龄化、经济发展水平—老龄事业以及两系统整体的匹配度及协同发展状况，得到如下主要结论。

一、老龄事业—老龄化系统的匹配度在不断调整中有所提高，但错位比例仍超过1/4

北京、上海、广东、山西的老龄事业发展水平相对较高，而安徽、重庆、四川的老龄事业发展速度未能与老龄化程度相匹配。就耦合协调度而言，大部分省区市协调水平有一定上升，但上升幅度不大。协调度水平呈两极化现象，低度协调和良性协调占比较少，而基本协调比例在65%以上。协调度强弱不同的原因在于老龄化程度对老龄事业的推进及经济发展水平对老龄事业的依托力量不同，低度协调的广东、广西等均为低老龄化的省区，而协调度较高的北京、江苏、上海等均为老龄化程度及经济发展水平同时较高的省市。随着未来老龄化的加剧及经济发展水平的提高，老龄事业与老龄化程度的耦合协调作用将日益增强。

二、老龄事业与经济发展的匹配水平保持相对稳定，匹配类型具有明显区域锁定特征

正向高错位及中错位仅包括东部省市，而负向错位主要属于中西部地区。匹配度形成两集聚态势，正向中高错位和负向中高错位分别占有较大比例，尤其是负向中高错位所占比例超过1/2，而仅有 2 个省市的匹配度较好。从耦合协调度来看，近年来协调水平有所提高但并不明显，近一半的省市区仍处于低度协调阶段，仅有少数几个发达省市达到良性及以上，极化现象明显。

耦合协调水平呈明显区域特征，低度协调主要是中西部省市区，而东部地区协调水平较高。老龄事业与经济发展协调水平在空间维度上东高西低的特征与经济发展的空间格局高度一致，说明经济发展水平仍是老龄事业发展的决定因素。

三、老龄事业—老龄化与经济发展水平—老龄事业双系统匹配结果表明，各省市区老龄事业发展进程不一

广东、安徽、湖北、湖南、四川5省的老龄事业发展水平与老龄化程度和经济发展错位指数较低；而山西、陕西和黑龙江等省的匹配类型属于正向高错位，说明相对于老龄化程度及经济发展水平，这些省的老龄事业发展存在超阈现象，尤其这3个省份经济发展相对落后，过于超前的老龄事业发展易造成资源的无效和占用。江苏、山东、重庆3个省市的匹配类型为负向高错位，说明老龄事业发展未能与当地的老龄化程度及经济发展水平相匹配，存在明显不足和堕距现象。就耦合协调度而言，整体协调水平较高，所有省市协调水平均在基本协调以上，但近年来协调水平有所下降，尤其是达到良性及以上协调水平的省市比例有所下降，其可能的原因在于近年来老龄化速度的加剧，部分省市老龄事业的发展速度相对滞后，如山东、浙江等。匹配水平的空间格局总体上仍是东高西低的区域特征，但协调水平的强弱未必一定与经济发展水平相关联，如协调水平较高但经济并不发达的福建、陕西等，说明老龄事业发展不仅与客观的老龄化程度和经济发展状况有关，也依赖于政府的规划、老龄政策支持以及各地区实际情况。

基于以上结论可以得到几点启示。第一，从发展观念上加强对老龄事业发展与老龄化及经济发展水平相协调的战略认识。各地区在制定老龄事业发展战略与规划中，应当转变观念，不能片面地实施数量化或规模化的老龄事业发展目标，而应从地方老龄化程度、经济社会系统发展、实际现状和未来功能出发，合理安排与自身相适应的老龄事业发展规划，尤其对于经济发展相对落后的地区，更应重视与自身情况相适应，避免出现盲目扩大追求目标而造成资源利用无序的情况。第二，老龄事业作为一项综合性的社会建设和公共服务工程，其建设与发展离不开经济环境的有效支撑。中国经济空间格局直接影响了老龄事业的发展层次，因此要重视老龄事业发展的区域异质性，老龄事业发展政策的制定和规划要因地区而异，不能一概而论，例如，对于发达省市，可制定相对较高的老龄事业发展指标；而对于中西部区域，和本

地区相适应的老龄事业发展规划是比较适宜的。第三，中国老龄事业发展的空间格局与经济发展格局高度的相关性表明，良好的经济发展态势将是中国实现老龄事业可持续发展的前提与保障。而与发达国家相比，中国人口老龄化进程大大超前于经济发展水平，"未富先老"和"未备先老"对地区经济发展构成压力，并预测 2040 年前后将迎来社会经济压力的高峰（莫龙，2009），因此归根结底，提高经济发展水平，为地方政府积极应对人口老龄化、开展老龄工作及解决老龄问题提供雄厚的物质基础才是老龄事业发展的根本。

本章基于省域尺度探讨了老龄事业发展与老龄化及经济发展水平的匹配及协调发展情况，丰富了老龄事业发展的研究视角，但研究中还存在以下不足：一是学术界关于老龄事业的综合性评价与量化研究尚处于起步阶段，评价体系尚未形成统一观点；同时受数据可获得性约束，诸如老年人社区健康管理、老年人参政议政等指标并未予以考量，指标体系完善将是后续研究重点。二是基于数据可得性及量化难度，本章以省域为研究单元，在宏观上分析中国老龄事业发展状况，针对市域尺度，尤其是融合中微观尺度的评价优势，从主客观相结合视角实现老龄事业评价的综合集成，需要在后续研究中做进一步讨论。三是对老龄事业发展区域差异仅考虑了经济因素，而对于其他因素，如政府政策和行政导向、产业结构升级等因素将是进一步分析的方向。

第十一章
全书总结

本书围绕与老年健康相关的研究议题，重点关注研究的方法和思路，以期在方法上能够为量化研究提供可对比方案，在结论上能够通过经验验证回应社会关切并为相关公共政策的实施提供数据支持。概括如下。

（一）研究老年健康变化规律，构建状态转移概率矩阵，在此基础上，结合中国老年健康数据，设计寿命和健康寿命的估计方法，考察老年健康模式的时空变化。研究发现，近十几年来中国老年人寿命、健康寿命和不健康寿命均有增加，但健康寿命增长的速度未能匹配寿命增长的速度，延长的寿命中更多的是不健康寿命，各地区老人健康状况虽有差异，但均为残障期扩张模式。

（二）对老年健康变化的预测性研究，包括在中国老年健康本底数据有限的条件下如何预测寿命和健康寿命，如何对未来需要长期照护的失能人口规模及长期照护保险的费率进行估计。研究发现，女性老人有明显生存优势，男性老人有健康优势，两者叠加使不同年龄段的失能女性人口数量达到男性数量的 2 倍左右，女性失能持续时间也长于男性，女性的照护成本远高于男性，未来高龄女性的长期照护将面临较大挑战。

（三）关于老年健康差异的问题，本书关注不同区域的健康差异和不同收入群体的健康差异，分析和分解了区域健康差异的变化趋势及影响机制，设计并比较绝对收入和相对收入对健康影响的重要性。研究发现，健康水平和经济发展水平的格局具有一致性，相对收入对健康影响的负向效应超过了绝对收入的正向效应，相对而言，改善收入公平是缩小健康差异的主要路径。

（四）与老年健康有关的思考，如预期寿命的延长，尤其是由健康投资驱动的寿命延长，将对经济增长和福利效用产生怎样影响，两者目标所要求的预期寿命区间是否一致；现行的老龄事业发展水平是否与老龄化程度和经济水平相匹配，是否存在超阈或不足的情况等。研究发现，中国目前预期寿命的经济效应和福利效应仍处于上升期，但由健康投资引致的内生预期寿命福利效应不佳，因此政府在讨论健康投资政策正外部性的同时，也要关注由此带来的福利效用损失。同时，老龄事业发展不匹配不协调的情况的确存在，老龄事业发展规划及目标设定要关注区域差异性。

参 考 文 献

［1］陈东升. 长寿时代的理论与对策［J］. 管理世界, 2020（4）: 66 - 85.

［2］刘远立, 郑忠伟, 饶克勤. 老年健康蓝皮书［M］. 北京: 社会科学文献出版社, 2019: 2 - 3.

［3］王金营, 李天然. 中国老年失能年龄模式及未来失能人口预测［J］. 人口学刊, 2020（5）: 57 - 72.

［4］Doblhammer G, Kytir J. Compression or expansion of morbidity? Trends in healthy life expectancy in the elderly Austrian population between 1978 and 1998［J］. Social Science & Medicine, 2001（3）: 385 - 391.

［5］Shadbolt B. Some correlates of self - rated health for Australian women［J］. American Journal of Public Health, 1997（6）: 951 - 956.

［6］乔晓春. 健康寿命研究的介绍与评述［J］. 人口与发展, 2009（2）: 53 - 66.

［7］WHO. The Jakarta Declaration on Leading Health Promotion into the 21st Century［J］. Health Promotion International, 1997.

［8］Kingston A, Comas H, Jagger C, et al. Forecasting the care needs of the older population in England over the next 20 years: Estimates from the Population Ageing and Care Simulation（PACSim）modelling study［J］. The Lancet Public Health , 2018a（3）: 447 - 455.

［9］Kingston A, Robinson L, Booth H, et al. Projections of multi - morbidity in the older population in England to 2035: Estimates from the Population Ageing and Care Simulation（PACSim）model［J］. Age and Ageing, 2018b（47）: 374 - 380.

［10］Bochen C. Future healthy life expectancy among older adults in the US: a forecast based on cohort smoking and obesity history［J］. Population Health Metrics, 2016（2）: 2 - 14.

［11］Jagger C, Robine J. Healthy life expectancy International handbook of adult mortality［M］. Springer, 2011: 551 - 568.

［12］ Ai J, Brockett P, Golden L, et al. Health state transitions and longevity effects on retirees' optimal annuitization ［J］. Journal of Risk and Insurance, 2017（84）：319 – 343.

［13］ Attias A, Arezzo M, Varga Z. A comparison of two legislative approaches to the pay – as – you – go pension system in terms of adequacy ［J］. The Italian case. Insurance：Mathematics and Economics, 2016（68）：203 – 211.

［14］ Stevens R. Managing longevity risk by implementing sustainable full retirement age policies ［J/OL］. 2016. 83（4）［2021 – 09 – 18］. Journal of Risk and Insurance. https：//doi. org/10. 1111/jori. 12153.

［15］ Shao A, Hanewald K, Sherris M. Reverse mortgage pricing and risk analysis allowing for idiosyncratic house price risk and longevity risk ［J］. Insurance：Mathematics and Economics, 2015（63）：76 – 90.

［16］ 易鹏, 梁春晓. 老龄社会研究报告（2019）［M］. 北京：社会科学文献出版社. 2019：78 – 83.

［17］ 布里克, 伊比特森. 空荡荡的地球：全球人口下降的冲击 ［M］. 闾佳, 译. 北京：机械工业出版社, 2019.

［18］ 迪顿. 逃离不平等：健康、财富及不平等的起源 ［M］. 崔传刚, 译. 北京：中信出版社, 2014.

［19］ 梅多斯·德内拉, 兰德斯, 梅多斯·丹尼斯. 增长的极限 ［M］. 李涛, 王智勇, 译. 北京：机械工业出版社, 2019.

［20］ Bloom D E, Canning D, Graham B. Longevity and life – cycle Savings ［J］. Scandinavian Journal of Economics, 2003, 105（3）：319 – 338.

［21］ Maestas N, Mullen K J, Powell D. The effect of population aging on economic growth, the Labor Force and Productivity ［R］. NBER Working Paper, 2016.

［22］ Lee R, Mason A. What is the Demographic Dividend ［J］. Finance and Development, 2006（3）：16.

［23］ 蔡昉. 如何开启第二次人口红利？［J］. 国际经济评论, 2020（2）：9 – 24.

［24］ 曾毅, 沈可. 中国老年人口多维度健康状况分析 ［J］. 中华预防医学杂志, 2010（2）：108 – 114.

［25］ Beard, Alana, Cassels. The World Report on Ageing and Health ［J］. The Gerontologist, 2016（2）: 2145 – 2154.

［26］ 姜向群, 魏蒙, 张文娟. 中国老年人口的健康状况及影响因素研究 ［J］. 人口学刊, 2015（2）: 46 – 56.

［27］ Millán C, José C. Prevalence of functional disability in Activities of Daily Living（ADL）, Instrumental Activities of Daily Living（IADL）and associated factors, as predictors of morbidity and mortality ［J］. Archives of Gerontology and Geriatrics, 2010（3）: 306 – 310.

［28］ Kempen G, Suurmeijer. The development of a Hierarchical Polychotomous ADL – IADL Scale for Noninstitutionalized Elders ［J］. The Gerontologist, 1990, 30（4）: 497 – 502.

［29］ Ormel J, Frühling V, Sullivan M, et al. Temporal and reciprocal relationship between IADL/ADL disability and depressive symptoms in late life ［J］. The Journals of Gerontology: Series B, 2002（4）: 338 – 347.

［30］ Fayers P M, Sprangers M. Understanding self – rated health ［J］. The Lancet, 2002, 359（9302）: 187 – 188.

［31］ Katz S, Amasa B, Jackson B, et al. Studies of illness in the aged: the index of ADL: a standardized measure of biological and psychosocial function ［J］. JAMA, 1963（12）: 914 – 919.

［32］ Kessler R, Ustün. The World Mental Health（WMH）Survey Initiative Version of the World Health Organization（WHO）Composite International Diagnostic Interview（CIDI）［J］. International Journal of Methods in Psychiatric Research, 2004（2）: 93 – 121.

［33］ Pinto F, Melissa D, Cynthia L. Reducing stigma related to mental disorders: initiatives, interventions, and recommendations for nursing ［J］. Archives of Psychiatric Nursing, 2009（1）: 32 – 40.

［34］ Escobar J, Burnam M. Use of the Mini – Mental State Examination（MMSE）in a community population of mixed ethnicity cultural and linguistic artifacts ［J］. Journal of Nervous & Mental Disease, 1986（10）: 607.

［35］ 王伟进, 陆杰华. 异质性、家庭支持与中国高龄老人的死亡率: 虚弱度模型的应用 ［J］. 人口学刊, 2015（1）: 83 – 94.

[36] 曾宪新. 我国老年人口健康状况的综合分析 [J]. 人口与经济, 2010 (5): 80 - 85.

[37] 巫锡炜, 刘慧. 中国老年人虚弱变化轨迹及其分化: 基于虚弱指数的考察 [J]. 人口研究, 2019 (7): 70 - 84.

[38] Dicker D, Nguyen G, Abate D, et al. Global, regional and national Age - sex - specific Mortality and Life Expectancy, 1950 - 2017: a systematic a-nalysis for the global burden of disease study 2017 [J]. The Lancet, 2018, 392 (10159): 1684 - 1735.

[39] Foreman K J, Marquez N. Forecasting life expectancy, years of life lost and all - cause and cause specific mortality for 250 causes of death: reference and alternative scenarios for 2016 - 40 for 195 Countries and Territories [J]. The Lancet, 2018, 392 (10159): 2052 - 2090.

[40] 陆杰华, 郭冉. 病态状态压缩还是病态状态扩展?: 1998—2014 年老年人健康指标长期变化趋势探究 [J]. 人口与发展, 2019 (6): 76 - 89.

[41] 范宇新, 陈鹤, 郭帅. 疾病扩张、疾病压缩和动态平衡假说: 国际经验及思考 [J]. 医学与哲学, 2019 (2): 28 - 31.

[42] 李婷, 吴红梅, 杨茗, 等. 生活行为方式对我国老年人健康自评影响的系统评价 [J]. 中国老年学杂志, 2011 (22): 54 - 62.

[43] Fries J F. Aging, natural death, and the compression of morbidity [J]. New England Journal of Medicine, 1980 (23): 1369.

[44] Cutler, David M, Ghosh K. Evidence for significant compression of morbidity in the elderly US population [J]. National Bureau of Economic Research, 2013 (3): 71 - 89.

[45] Crimmins, Eileen M, Beltran S, et al. Mortality and morbidity trends: is there compression of morbidity? [J]. The Journals of Gerontology: Series B, 2011 (1): 75 - 86.

[46] Corna LM. A life course perspective on socioeconomic Inequalities in health: a critical Rrview of conceptual frameworks [J]. Advances in Life Course Re-search, 2013 (2): 64 - 78.

[47] Mayer KU. New directions in life course research [J]. American Review of Sociology, 2009 (1): 29 - 47.

[48] 郑作彧, 胡珊. 生命历程的制度化：欧陆生命历程研究的范式与方法 [J]. 社会学研究, 2018 (2)：214 - 241.

[49] Dannefer D. Aging as intracohort differentiation：accentuation, the matthew effect, and the life course [J]. Sociological Forum, 1987 (2)：145 - 168.

[50] Braveman P, Barclay. Health disparities beginning in childhood：a life - course perspective [J]. Pediatrics, 2009 (124)：413 - 429.

[51] Ferraro K, Schafer, Wilkinson. Childhood disadvantage and health problems in middle and later life：early imprints on physical Health? [J]. American Sociological Review, 2016 (1)：61 - 76.

[52] Ploubidis G, Benova L, Grundy E, et al. Lifelong socio economic position and biomarkers of later life health：testing the contribution of competing hypotheses [J]. Social Science & Medicine, 2014 (119)：1143 - 1157.

[53] Pearlin L, Schieman, Fazio E, et al. Stress, Health, and the Life Course：Some Conceptual Perspectives [J]. Journal of Health and Social Behavior, 2005 (2)：63 - 78.

[54] Shonkoff J, Garner A, et al. The Lifelong Effects of Early Childhood Adversity and Toxic Stress [J]. Pediatrics, 2018 (1)：35 - 49.

[55] Cohen S, Janickideverts D, Chen E, et al. Childhood Socioeconomic Status and Adult Health [J]. Annals of the New York Academy of Sciences, 2010 (1)：78 - 89.

[56] Abel T, Frohlich. Capitals and capabilities：linking structure and agency to reduce health inequalities [J]. Social Science & Medicine, 2012 (2)：34 - 47.

[57] Cockerham W C. Health lifestyle theory and the convergence of agency and structure [J]. Journal of Health and Social Behavior, 2005 (1)：19 - 35.

[58] Sharkey P, Faber. Where, when, why and for whom do residential contexts matter? moving away from the dichotomous understanding of neighborhood effects [J]. Annual Review of Sociology, 2014 (1)：39 - 57.

[59] Hayward M, Gorman. The Long arm of childhood：the influence of early Life social conditions on men's mortality [J]. Demography, 2004 (1)：53 - 68.

[60] 焦开山, 包智明. 社会变革、生命历程与老年健康 [J]. 社会学研究,

2020 (1)：149 –169.

[61] Chen F, Yang, Liu. Social change and socioeconomic disparities in health o-
ver the life course in china：a cohort analysis [J]. American Sociological
Review, 2010 (1).

[62] Leopold L. Cumulative advantage in an egalitarian country? socioeconomic
health disparities over the life course in sweden [J]. Journal of Health and
Social Behavior, 2016 (2)：24 –37.

[63] DiPrete T, Eirich. Cumulative Advantage as A Mechanism for Inequality：A
Review of Theoretical and Empirical Developments [J]. Annual Review of
Sociology, 2006 (1).

[64] House J, Lepkowski, Kinney AM, et al. The Social Stratification of Aging
and Health [J]. Journal of Health and Social Behavior, 1994 (3)：74 –
90.

[65] Herd P. Do functional health Inequalities decrease in old age? educational
status and functional decline among the 1931 – 1941 birth cohort [J]. Re-
search on Aging, 2006 (3)：92 –117.

[66] 郑莉, 曾旭晖. 社会分层与健康不平等的性别差异：基于生命历程的纵
向分析 [J]. 社会, 2016 (6)：209 –237.

[67] O' Rand A, Henretta. Age and inequality：diverse pathways through later life
[M]. New York：Routledge, 2018.

[68] 陆杰华. 新时代跨学科老龄健康研究的展望 [J]. 中国社会工作, 2018
(23)：30 –31.

[69] 朱荟, 陆杰华. 老龄社会新形态：中国老年学学科的定位、重点议题及
其展望 [J]. 河北学刊, 2020 (3)：11 –18.

[70] 曾毅. 老龄健康的跨学科研究：社会、行为、环境、遗传因素及其交互
作用 [J]. 中国卫生政策研究, 2012 (2)：5 –11.

[71] 陆杰华, 刘芹. 人口发展转向背景下中国人口学研究的重点领域及其展
望 [J]. 人口学刊, 2019 (3)：5 –15.

[72] 李强, 汤哲. 多状态生命表法在老年人健康预期寿命研究中的应用 [J].
中国人口科学, 2002 (6)：40 –48.

[73] Lally N, Hatrman B. Predictive modeling in long – term care insurance [J].

North American Actuarial Journal, 2016 (2): 1 - 24.

[74] Hössjer O. On the coefficient of determination for mixed regression models [J]. Stat. Plan. Infer, 2008 (13): 3022 - 3038.

[75] Ludkovski M, Risk J, Zail H. Gaussian process models for mortality rates and improvement factors [J]. ASTIN Bulletin: The Journal of the IAA, 2018 (9): 56 - 69.

[76] 黄枫, 吴纯杰. 基于转移概率模型的老年人长期护理需求预测分析 [J]. 经济研究, 2012 (2): 119 - 130.

[77] 胡宏伟. 中国老年长期护理服务需求评估与预测 [J]. 中国人口科学, 2015 (3): 79 - 89

[78] 乔晓春. 对未来中国养老照护需求的估计 [J]. 人口与发展, 2021 (1): 105 - 116.

[79] 王金营, 李天然. 中国老年失能年龄模式及未来失能人口预测 [J]. 人口学刊, 2020 (5): 57 - 72.

[80] 朱雅丽, 张增鑫. 老年人口的健康状况转移与老年照料劳动力需求预测 [J]. 中国人口科学, 2019 (2): 63 - 74.

[81] Fong J H, Shao A W, Sherris M. Multi - state actuarial models of functional disability [J]. North American Actuarial Journal, 2015 (19): 41 - 59.

[82] Guglielmo D, Gismondi F. Disability insurance claims study by a homogeneous discrete time alternating renewal process [J]. Modern Problems in Insurance Mathematics, 2014.

[83] 崔晓东. 中国老年人口长期护理需求预测: 基于多状态分段常数 Markov 分析 [J]. 中国人口科学, 2017 (6): 82 - 93.

[84] Yue J. Mortality compression and longevity risk [J]. North American Actuarial Journal, 2012 (14): 434 - 448.

[85] Pitacco. Health Insurance [D]. EAA Series, International Publishing Switzerland, 2014.

[86] Stephen J, Alissa G, Benedetta P, et al. Living longer but not necessarily healthier: The joint progress of health and mortality in the working - age population of England [J]. Population studies, 2020 (1): 1 - 16.

[87] 黄匡时. 健康预期寿命指标中的健康概念及其测量研究 [J]. 中国卫生

政策研究, 2018 (8): 36 – 43.

[88] WHO. 世界卫生报告 1997 年 [EB/OL]. (1997 – 05 – 05) [2021 – 09 – 18]. https://www. who. int/whr/1997/en/.

[89] Chavhan RN. Modeling and forecasting mortality using the Lee – Carter Model for Indian population based on decade wise data [J]. Sri Lankan Journal of Applied Statistics, 2016 (17): 51 – 68.

[90] Megumi K. Future projection of the health and functional status of older people in Japan: A multistate transition microsimulation model with repeated cross – sectional data [J]. Health Economics, 2020 (1): 1 – 22.

[91] Sullivan D F. A single index of mortality and morbidity [J]. Health Services Mental Health Administration Health Reports, 1971 (86): 347 – 354.

[92] Schoen R. Practical uses of multistate population models [J]. Annual Review of Sociology, 1998 (14): 341 – 361.

[93] Michel F, Wagner J. Duration of long – term care: Socio – economic factors, type of care interactions and evolution [J]. Insurance: Mathematics and Economics, 2020 (90): 151 – 168.

[94] Zeng Y, Feng Q, Hesketh T, et al. Survival, disabilities in activities of daily living, and physical and cognitive functioning among the oldest – old in China: a cohort study [J]. The Lancet, 2017 (389): 1619 – 1629.

[95] 王新军, 王佳宇. 基于 Markov 模型的长期护理保险定价 [J]. 保险研究, 2018 (10): 87 – 99.

[96] 刘晓婷, 陈铂麟. 中国老年人认知功能状态转移规律及风险因素研究 [J]. 人口研究, 2020 (7): 18 – 32.

[97] Philip W. A structured review of long – term care demand modelling [J]. Health Care Management Science, 2015 (18): 173 – 194.

[98] 乔晓春, 胡英. 中国老年人健康寿命及其省际差异 [J]. 人口与发展, 2017 (5): 2 – 18.

[99] 王梅. 从对伤残预期寿命的分析看中国老年人口的健康状况 [J]. 人口研究, 1992 (5): 19 – 22.

[100] 王梅. 老年人寿命的健康状况分析: 老年人余寿中的平均预期带病期 [J]. 人口研究, 1993 (5): 26 – 31.

［101］ 杜鹏, 李强. 1994—2004 年中国老年人的生活自理预期寿命及其变化 ［J］. 人口研究, 2006 (5): 9 - 16.

［102］ 曾毅, 顾大男, 兰德. 健康期望寿命估算方法的拓展及其在中国高龄 老人研究中的应用 ［J］. 中国人口科学, 2007 (4): 4 - 15.

［103］ 宋靓珺, 杨玲. 老年人口健康寿命的演变轨迹及其影响因素: 一项基 于 CLHLS 的实证研究 ［J］. 人口与经济, 2020 (3): 61 - 78.

［104］ 张文娟, 杜鹏. 中国老年人健康预期寿命变化的地区差异: 扩张还是 压缩? ［J］. 人口研究, 2009 (5): 68 - 76.

［105］ Giles J, Lei X, Wang Y, et al. One country, two systems: Evidence on retirement patterns in China ［R］. Asian Bureau of Finance and Economic Research Working Paper, 2015.

［106］ Ansah JP, Malhotra R, Lew N, et al. Projection of young – old and old – old with functional disability: Does accounting for the changing educational composition of the elderly population make a difference? ［J］. PLoS One, 2015 (5): e0126471.

［107］ Biddle N, Crawford H. Projections of the number of Australians with disability aged 65 and over eligible for the National Disability Insurance Scheme: 2017 – 2026 ［J］. Australasian Journal on Ageing, 2017 (4), 43 – 49.

［108］ Wouterse B, Huisman M, Meijboom B R, et al. The effect of trends in health and longevity on health services use by older adults ［J］. BMC Health Services Research, 2015 (15): 574.

［109］ Gregg E W, Lin J, Bardenheier B, et al. Impact of intensive lifestyle intervention on disability – free life expectancy: The Look AHEAD study ［J］. Diabetes Care, 2018a (5): 1040 – 1048.

［110］ Madans J H, Loeb M E, Altman B M. Measuring disability and monitoring the UN convention on the rights of persons with disabilities: the work of the Washington Group on Disability Statistics ［J］. Bmc public health, 2011 (11): 1 - 8.

［111］ 李强, 董隽含, 李洁. 老年人生活自理预期寿命的变动趋势: 以上海市 户籍老年人为例 ［J］. 人口研究, 2020 (1): 39 - 53.

［112］ Jagger C, Matthews F E, Wohland P, et al. A comparison of health expectancies over two decades in England: results of the Cognitive Function and Ageing Study I and II [J]. The Lancet, 2016 (387): 779 – 86.

[113] Nan L, Ronald L, Shripad T. Using the Lee – Carter Method to forecast mortality for populations with limited data [J]. International Statistical Review, 2004 (72): 19 – 36.

[114] 杨贵军, 刘帅. 基于 Bayesian 随机效应模型的我国人口平均预期寿命分析 [J]. 统计研究, 2015 (12): 95 – 100

[115] Ermanno P, Michel D, Haberman S, et al. Modelling Longevity Dynamics for Pensions and Annuity Business [M]. Oxford: Oxford university press, 2009.

[116] Lee R D, Carter L R. Modeling and forecasting U. S. mortality [J]. Journal of the American Statistical Association, 1992 (9): 659 – 671

[117] Li N, Lee R. Tuljapurkar S. Using the Lee – Carter method to forecast mortality for populations with limited data [J]. International Statistical Review. 2004 (72): 19 – 36.

[118] 曾毅, 冯秋石, Hesketh T, 等. 中国高龄老人健康状况和死亡率变动趋势 [J]. 人口研究, 2017 (7): 22 – 32.

[119] 黄匡时. 健康预期寿命指标中的健康概念及其测量研究 [J]. 中国卫生政策研究, 2018 (1): 36 – 43.

[120] 李成福, 刘鸿雁, 梁颖, 等. 健康预期寿命国际比较及中国健康预期寿命预测研究 [J]. 人口学刊, 2018 (1): 5 – 17.

[121] Omran A R. The epidemiologic transition: A theory of the epidemiology of population change [J]. Milbank Quarterly, 1971 (4): 56 – 80.

[122] 宋新明. 全生命周期健康: 健康中国建设的战略思想 [J]. 人口与发展, 2018 (1): 3 – 6.

[123] 高瑗, 原新. 中国老年人口健康转移与医疗支出 [J]. 人口研究, 2020 (2): 60 – 72.

[124] 郑伟, 林山君, 陈凯. 中国人口老龄化的特征趋势对经济增长的潜在影响 [J]. 数量经济与技术经济研究, 2014 (8): 3 – 38.

[125] 陆杰华, 沙迪. 老龄化背景下失能老人照护政策的探索实践与改革方略 [J]. 中国特色社会主义研究, 2018 (2): 52 – 58.

[126] Comas H, Wittenberg R, Costa F. Future long – term care expenditure in Germany, Spain, Italy, and the United Kingdom [J]. Ageing Society, 2006 (2): 285 – 302.

[127] Comas – Herrera A, Wittenberg R. Cognitive impairment in older people: future demand for long – term care services and the associated costs [J]. Int J Geriatric Psychiatry, 2007 (10): 1025 – 1037.

[128] 朱铭来, 贾清显. 我国老年长期护理需求测算及保障模式选择 [J]. 中国卫生政策研究, 2009 (7): 32 – 38.

[129] 曾毅, 陈华帅, 王正联. 21 世纪上半叶老年家庭照料需求成本变动趋势分析 [J]. 经济研究, 2012 (10): 134 – 149.

[130] Comas H, Northey S, Wittenberg R, et al. Future costs of dementia – related long – term care: exploring future scenarios [J]. Int Psychogeriatric, 2012 (1): 20 – 30.

[131] Rickayzen B, Walsh D. A multi – state model of disability for the UK: implications for need for long termcare for the elderly [J]. British Actuarial Journal, 2002 (2): 341 – 393.

[132] 彭荣. 基于马尔科夫模型的老年人口护理需求分析 [J]. 统计与信息论坛, 2009 (3): 77 – 79.

[133] Hare W L, Alimadad A, Dodd H, et al. A deterministic model of home and community care client counts in British Columbia [J]. Health Care Manag Sci, 2009 (1): 80 – 98.

[134] Chahed S, Demir E, Chaussalet T J, et al. Measuring and modelling occupancy time in NHS continuing Healthcare [J]. BMC Health Serv Res, 2011 (11): 163 – 178.

[135] 黄枫. 基于转移概率模型的老年人长期护理需求预测分析 [J]. 经济研究, 2012 (2): 119 – 130.

[136] Philip Worrall, Thierry J. A structured review of long – term care demand modelling [J]. Health Care Manag Sci, 2015 (18): 173 – 194.

[137] Mackenbach J P, Stirbu I. Socioeconomic inequalities in health in 22 European countries [J]. New England Journal of Medicine, 2008 (23): 2468 – 2481.

[138] Van Doorslaer E, Wagstaff A. Income related inequalities in health: Some international comparisons [J]. Journal of Health Economics, 1997 (16): 93 – 112.

[139] Van Doorslaer E, Wagstaff A. Equity in the Delivery of Health Care in Europe and the US [J]. Journal of Health Economics, 2000 (19): 553 – 583.

[140] Van Doorslaer E, Masserua C. Income – related inequality in the use of medical care in 21 OECD countries [J]. Health Policy Studies, 2004 (1): 109 – 166.

[141] Brinda E M, Attermann J. Socio – economic inequalities in health and health service use among older adults in India: Results from the WHO study on global ageing and adult health survey [J]. Public Health, 2016 (141): 32 – 41.

[142] Wang H, Yu Y. Increasing health inequality in China: An empirical study with ordinal data [J]. The Journal of Economic Inequality, 2016 (14): 41 – 61.

[143] 解垩. 与收入相关的健康及医疗服务利用不平等研究 [J]. 经济研究, 2009 (2): 92 – 105.

[144] 齐良书, 李子奈. 与收入相关的健康和医疗服务利用流动性 [J]. 经济研究, 2011 (9): 83 – 95.

[145] Mullachery P, Silver D, Macinko J. Changes in health inequity in Brazil between 2008 and 2013 [J]. International Journal for Equity in Health, 2016 (15): 140 – 157.

[146] 焦开山. 健康不平等影响因素研究 [J]. 社会学研究, 2014 (5): 24 – 49.

[147] Zatonski W. The East – west Health Hap in Europe: What are the causes? [J]. European Journal of Public Health, 2007 (2): 121.

[148] Pearce J, Dorling D, Wheeler B. Geographical inequalities in health in New Zealand, 1980 – 2001: The gap widens [J]. Australian and New Zealand. Journal of Public Health, 2006 (30): 461 – 466.

[149] Hong E, Ahn B. Income – related health inequalities across regions in Korea [J]. International Journal for Equity in Health, 2011 (10): 41 – 51.

[150] 陈东, 张郁杨. 与收入相关的健康不平等的动态变化与分解——以我国中老年群体为例 [J]. 金融研究, 2015 (12): 1 – 16.

[151] 杜本峰, 王旋. 老年人健康不平等的演化、区域差异与影响因素分析 [J]. 人口研究, 2013 (9): 81 – 91.

[152] 杜本峰, 郭玉. 中国老年人健康差异时空变化及其影响因素分析 [J]. 中国公共卫生, 2015 (7): 870 – 878.

[153] 杨振, 丁启燕, 王念, 等. 中国人口健康脆弱性地区差异与影响因素分析 [J]. 地理科学, 2018 (1): 236 – 144.

[154] 陈明华, 仲崇阳, 张晓萌. 中国人口老龄化的区域差异与极化趋势: 1995—2014 [J]. 数量经济技术经济研究, 2018 (10): 111 – 125.

[155] 解垩. 中国地区间健康差异的因素分解 [J]. 山西财经大学学报, 2011 (8): 1 – 25.

[156] Zhao X, Wang W, Wan W. Regional differences in the health status of Chinese residents: 2003 – 2013 [J]. J. Geogr. Sci. 2018 (6): 741 – 758.

[157] Dagum C. A new approach to the decomposition of the Gini Income Inequality Ratio [J]. Empirical Economics, 1997 (4): 515 – 531.

[158] 刘华军, 何礼伟, 杨骞. 中国人口老龄化的空间非均衡及分布动态演进: 1989—2011 [J]. 人口研究, 2014 (3): 71 – 82.

[159] Delgado M. Clusters, convergence, and economic performance [J]. Research Policy, 2014 (10): 1785 – 1799.

[160] Barro R J. Economic growth and convergence, applied especially to China [N]. NBER Working Paper. 2016: No. 21872.

[161] Elhorst J P. Growth and convergence in a multiregional model with space – time dynamics [J]. Geographical Analysis, 2010 (3): 338 – 355.

[162] 邵帅, 李欣, 曹建华, 等. 中国雾霾污染治理的经济政策选择: 基于空间溢出效应的视角 [J]. 经济研究, 2016 (9): 73 – 88.

[163] 王洪亮, 朱星姝. 中老年人口健康差异的影响因素分析 [J]. 中国人口科学, 2018 (3): 109 – 120.

[164] Gerdtham U G, Johannesson M. New estimates of the demand for Health: Results based on a categorical health measure and swedish micro data [J]. Social Science and Medicine, 1999 (10): 1325 – 1332.

［165］ Elhorst J P. MATLAB software for spatial Panels ［J］. International Region-al Science Review, 2014 （3）: 389 – 405.

［166］ 李立清, 许荣. 中国居民健康水平的区域差异分析 ［J］. 卫生经济研究, 2015 （1）: 14 – 20.

［167］ 解垩. 中国地区间健康差异的因素分解 ［J］. 山西财经大学学报, 2011 （8）: 11 – 24.

［168］ Chen F, Yang Y. Social change and socioeconomic disparities in health over the life course in China: A cohort analysis ［J］. American Sociological Review, 2010 （75）: 126 – 150.

［169］ Reche E, König H, Hajek A. Income, self – rated health, and morbidity: A systematic review of longitudinal studies ［J］. Int. J. Environ. Res. Publ. Health, 2019 （16）: 2884.

［170］ Gerry V, Adam V. Family income and self – rated health in Canada: Using fixed effects models to control for unobserved confounders and investigate causal temporality ［J］. Social Science & Medicine, 2020 （2）: 2 – 6.

［171］ Bian Y J, Zhang L, Yang J. Subjective wellbeing of Chinese people: a mul-tifaceted view ［J］. Social indicators research, 2015 （1）: 75 – 92.

［172］ Hao Y, Liu J, Lu Z N, et al. Impact of income inequality and fiscal decen-tralization on public health: Evidence from China ［J］. Economic model-ling, 2020 （2）: 1 – 11.

［173］ 祁毓, 卢洪友. 污染、健康与不平等: 跨越 "环境健康贫困" 陷阱 ［J］. 管理世界, 2015 （9）: 32 – 51.

［174］ Asadullah M, Xiao S, Yeo E. Subjective well – being in China, 2005 – 2010: The role of relative income, gender, and location ［J］. China Eco-nomic review, 2018 （48）: 83 – 101.

［175］ Li J. Why economic growth did not translate into increased happiness: pre-liminary results of a multilevel modeling of happiness in China ［J］. Social indicators research, 2016 （1）: 241 – 263.

［176］ Li H, Zhu Y. Income, income inequality, and health: evidence from China ［J］. J. Comp. Econ, 2006 （34）: 668 – 693.

［177］ Orpana H M, Lemyre L, Kelly S. Do stressors explain the association between income and declines in self – rated health? A longitudinal analysis of the national population health survey [J]. Int. J. Behav. Med, 2007 (14): 40 – 47.

[178] Liu X J, Liang Z, He R, et al. Measuring the effect of health on the income of people living in extreme poverty: A comparative cross - sectional analysis [J]. The international journal of health planning and management, 2019 (10): 714 – 726.

[179] Markus J. Does neighborhood deprivation cause poor health? Within – individual analysis of movers in a prospective cohort study [J]. Journal of epidemiology and community health, 2015 (9): 899 – 904.

[180] Safrem L, Wopperer S, Lam P, et al. Low income is linked to a higher risk of mortality and incident cardiovascular events in older adults: A 23 – year follow – up of CV health study [J]. Journal of the American college of Cardiology, 2020 (75): 1888 – 1898.

[181] Ellaway A, Michaela B, Michael G, et al. Getting sicker quicker: Does living in a more deprived neighbourhood mean your health deteriorates faster? [J]. Health & place, 2012 (18): 132 – 137.

[182] Easterlin R A. Does economic growth improve the human lot? in nations and households in economic growth [J]. Nations & Households in Economic Growth, 1974 (3): 88 – 125.

[183] Rasella D, Aquino R, Barreto M. Impact of income inequality on life expectancy in a highly unequal developing country: the case of Brazil [J]. J Epidemiol Community Health, 2013 (67): 661 – 672.

[184] 方迎风, 邹薇. 能力投资、健康冲击与贫困脆弱性 [J]. 经济学动态, 2013 (7): 36 – 50.

[185] Mullachery P, Silver D, Macinko J. Changes in health inequity in Brazil between 2008 and 2013 [J]. International Journal for Equity in Health, 2016 (15): 140 – 153.

[186] Mirousky J, Ross C E. Education and self – rated health cumulative advantage and its rising importance [J], Research on aging, 2008 (30): 93 – 122.

［187］石智雷, 吴志明. 早年不幸对健康不平等的长远影响: 生命历程与双重累积劣势 ［J］. 社会学研究, 2018 (3): 166 – 192.

［188］Gerdtham U, Johannesson M. New estimates of the demand for health: results based on a categorical health measure and swedish micro data ［J］. Social Science and Medicine, 1999 (10): 1325 – 1332.

［189］Delgado M. Clusters, convergence, and economic performance ［J］. Research Policy, 2014 (10): 1785 – 1799.

［190］Elhorst J P. Growth and convergence in a multiregional model with space – time dynamics ［J］. Geographical Analysis, 2010 (3): 338 – 355.

［191］焦开山, 包智明. 社会变革、生命历程与老年健康 ［J］. 社会学研究, 2020 (1): 149 – 169.

［192］马超, 李植乐, 孙转兰, 等. 养老金对缓解农村居民医疗负担的作用: 为何补贴收入的效果好于补贴医保 ［J］. 中国工业经济, 2021 (4): 44 – 61.

［193］黄晓宁, 李勇. 新农合对农民医疗负担和健康水平影响的实证分析 ［J］. 农业技术经济, 2016 (4): 51 – 58.

［194］Link B G, Susser E, Factor P, et al. Disparities in self – rated health across generations and through the life course ［J］. Social Science & Medicine, 2017 (174): 17 – 25.

［195］王弟海, 李夏伟, 黄亮. 健康投资如何影响经济增长: 来自跨国面板数据的研究 ［J］. 经济科学, 2019 (1): 5 – 17.

［196］Cutler D, Deaton A, Lleras M. The Determinants of Mortality ［J］. Econ. Perspect, 2006 (3): 97 – 120.

［197］王弟海, 崔小勇, 龚六堂. 健康在经济增长和经济发展中的作用: 基于文献研究的视角 ［J］. 经济学动态, 2015 (8): 45 – 54.

［198］Solow R. A contribution to the theory of economic growth ［J］. The Quarterly Journal of Economics, 1956 (1): 65 – 94.

［199］Samuelson P. An exact consumption – loan model of interest with or without the social contrivance of money ［J］. Journal of Political Economy, 1958 (6): 467 – 482.

［200］Cass D. Optimum growth in an aggregative model of capital accumulation

［J］. Review of Economic Studies, 1965 (3): 233 –240.

［201］ Koopmans T C. On the concept of optimal economic growth ［M］. The Econometric Approach to Development Planning. Amsterdam: North Holland Press, 1965.

［202］ Diamond P. National debt in a neoclassical growth model ［J］. The American Economic Review, 1965 (5): 1126 –1150.

［203］ Ehrilich I. Intergenerational trade, longevity, and economic growth ［J］. Journal of Political Economy, 1991 (8): 1029 –1060.

［204］ Becker S, Cinnirella F, Woessmann L. The trade – off between fertility and education: evidence from before the demographhic transition ［J］. Journal of Economic Growth, 2005 (6): 177 –200.

［205］ Acemoglu D, Johnson S. Disease and development: the effect of life expectancy on economic growth ［J］. Journal of Political Economy, 2007 (6): 925 –985.

［206］ Lorentzen P, McMillan J, Wacziarg R. Death and development ［J］. Econ. Growth, 2008 (8): 81 –124.

［207］ Kunze L. Funded Social Security and Economic Growth ［J］. Econ. Lett, 2012 (3): 180 –183.

［208］ Bloom D, Canning D, Mansfield R, et al. Demographic Change, Social Security Systems, and Savings ［J］. Journal of Monetary Economics, 2007, 54 (1): 92 –114.

［209］ Cervellati M, Sunde U. Life Expectancy, Schooling, and Lifetime Labor Supply: Theory and Evidence Revisited ［J］. Econometrica, 2013 (5): 2055 –2086.

［210］ Albis H, Prskawetz A, Sánchez – Romero M, Prskawetz A. Education, Lifetime Labor Supply, and Longevity improvements ［J］. Econom. Dynam. Control , 2016 (3): 118 –141.

［211］ Blackburn K, Haitham Issa. Endogenous life expectancy in a simple model of growth ［D］ . Discussion Paper Series: the University of Manchester, 2002.

［212］ Chakraborty S. Endogenous lifetime and economic growth ［J］. Econom. Theory, 2004 (1): 119 –137.

[213] 许非，陈琰. 快速人口转变后的中国长期经济增长：从预期寿命、人力资本投资角度考察 [D]. 上海：复旦大学，2008.

[214] Ponthiere G. Pollution, unequal lifetimes and fairness [J]. Math. Social Sci, 2016 (3)：49 – 64.

[215] 武康平，倪宣明，殷俊茹. 人口老龄化、经济增长与社会福利：基于内生经济增长理论的分析 [J]. 经济学报，2015 (3)：47 – 60.

[216] 谭海鸣，姚余栋，郭树强，等. 老龄化、人口迁移、金融杠杆与经济增长周期 [J]. 经济研究，2016 (2)：70 – 82.

[217] Brembilla L. Endogenous lifetime and economic growth：the role of the tax rate [J]. Econ. Theory Bull, 2016 (2)：247 – 263.

[218] Jones C, Klenow P. Beyond GDP? Welfare across countries and time [J]. Am. Econ. Rev. , 2016 (9)：2426 – 457.

[219] Cordoba J, Ripoll M. Risk aversion and the value of life [J]. Econom, Stud. , 2017 (4)：159 – 192.

[220] Murphy K, Topel R. The value of health and longevity [J]. J. Polit. Econ, 2006 (5)：871 – 904.

[221] Brembilla L. Longevity and welfare in general equilibrium [J]. Mathematical Social Sciences, 2018 (7)：22 – 36.

[222] 欧明青，倪宣明，韦江. 人口结构变动对时间偏好的影响分析 [J]. 中国管理科学，2018 (3)：188 – 196.

[223] Prettner K, Canning D. Increasing life expectancy and optimal retirement in general equilibrium [J]. Economic Theory, 2013 (1)：101 – 117.

[224] 严成樑. 延迟退休、内生出生率与经济增长 [J]. 经济研究，2016 (11)：28 – 42.

[225] Cervellati M, Sunde U. Life expectancy, schooling, and lifetime labor supply：Theory and evidence revisited [J]. Econometrica, 2013 (5)：2055 – 2086

[226] Murphy K, Topel R. The value of health and longevity [J]. Polit. Econ, 2006 (5)：871 – 904.

[227] Becker S, Cinnirella O, Woessmann L. The Trade – off between fertility and education：evidence from before the demographic transition [J]. Journal of

Economic Growth, 2010 (9): 177 – 204.

[228] Roozbeh H, Jones L E. Optimal contracting with dynastic altruism: family size and per captia consumption [J]. Journal of Economic Theory, 2013 (5): 1806 – 1840.

[229] Weil D N, Oded G. Population technology and growth: from malthusian stagnation to the Demographic transition and beyond [J]. American Economic Review, 2014 (4): 806 – 828.

[230] 郭凯明, 颜色. 生育率选择、不平等与中等收入陷阱 [J]. 经济学 (季刊), 2017 (3): 921 – 940.

[231] 谭永生. 中国卫生总费用存在的结构问题及其对经济增长的影响 [J]. 卫生经济研究, 2005 (6): 9 – 11.

[232] 封进, 张涛. 农村转移劳动力的供给弹性: 基于微观数据的估计 [J]. 数量经济技术经济研究, 2012 (10): 69 – 82.

[233] 许伟, 陈斌开. 银行信贷与中国经济波动: 1993—2005 [J]. 经济学 (季刊), 2009 (8): 969 – 994.

[234] 韦江, 倪宣明, 何艾琛. 老龄化下人口政策与经济增长关系研究 [J]. 系统工程理论与实践, 2018 (2): 338 – 350.

[235] 陈丕显. 全面推进有中国特色的老龄事业 [J]. 求是, 1994 (2): 37 – 39.

[236] 党俊武. 关于我国应对人口老龄化理论基础的探讨 [J]. 人口研究, 2012 (3): 62 – 67.

[237] 杜鹏, 孙鹃娟, 张文娟, 等. 中国老年人的养老需求及家庭和社会养老资源现状: 基于2014年中国老年社会追踪调查的分析 [J]. 人口研究, 2016 (6): 49 – 61.

[238] 郑志刚, 陆杰华. 中国语境下老龄事业和老龄产业相关概念的关系界定 [J]. 老龄科学研究, 2017 (5): 57 – 65.

[239] 王深远. 在新的更高起点上全力抓好老龄科学研究 [J]. 老龄科学研究, 2018 (6): 3 – 14.

[240] 范中原, 王松岭. 我国各省市老龄事业发展现状的比较研究 [J]. 当代经济管理, 2012 (11): 44 – 48.

[241] 任兰兰. 中国老龄事业发展指标体系研究 [M]. 北京: 知识产权出版

社, 2017.

[242] 王化波, 董文静. 珠海市老年人生活质量研究 [J]. 人口学刊, 2012 (4): 60 – 65.

[243] 敖荣军, 李浩慈, 杨振, 等. 老年人口健康的空间分异及影响因素研究: 以湖北省为例 [J]. 地理科学进展, 2017 (10): 1218 – 1228.

[244] 刘亚娜. 京津冀协同发展背景下养老模式整合与创新 [J]. 中国行政管理, 2016 (7): 132 – 137.

[245] 原新. 积极应对人口老龄化是新时代的国家战略 [J]. 人口研究, 2018 (5): 3 – 8

[246] 曾通刚, 赵媛. 中国老龄事业发展水平时空演化及其与经济发展水平的空间匹配 [J]. 地理研究, 2019 (6): 1497 – 1511.

[247] Lei D, Weituo Z, Yalin H, et al. Research on the coupling coordination relationship between urbanization and the air environment: A case study of the area of Wuhan [J]. Atmosphere, 2015 (6): 1539 – 1558

[248] Li Y, Li Y, Zhou Y, et al. Investigation of a coupling model of coordination between urbanization and the environment [J]. Journal of Environmental Management, 2012 (9): 127 – 133.

[249] 宋长青, 程昌秀, 杨晓帆, 等. 理解地理"耦合"实现地理"集成" [J]. 地理学报, 2020 (1): 3 – 133.

[250] 李彪. 中国旅游经济空间错位的动态演化及其机制分析 [J]. 管理世界, 2018 (5): 172 – 176.

[251] Ge D, Wang Z, Tu S, et al. Coupling analysis of greenhouse – led farmland transition and rural transformation development in China's farming area: A case of Qingzhou City [J]. Land Use Policy, 2019 (6): 113 – 125.

[252] 张勇, 蒲勇健, 陈立泰. 城镇化与服务业集聚: 基于系统耦合互动的观点 [J]. 中国工业经济, 2013 (6): 57 – 69.

[253] 包富华, 陈瑛. 中国大陆外商直接投资与入境商务旅游的空间错位研究 [J]. 浙江大学学报 (理学版), 2016 (4): 465 – 475.

[254] 杨忍, 刘彦随, 龙花楼. 中国环渤海地区人口—土地—产业非农化转型协同演化特征 [J]. 地理研究, 2015 (3): 475 – 486.

[255] 王成, 唐宁. 重庆市乡村三生空间功能耦合协调的时空特征与格局演

化 [J]. 地理研究, 2018 (6): 1100 – 1114.

[256] 周艳, 黄贤金, 徐国良. 长三角城市土地扩张与人口增长耦合态势及其驱动机制 [J]. 地理研究, 2016 (2): 313 – 324.

[257] 朱江丽, 李子联. 长三角城市群产业—人口—空间耦合协调发展研究 [J]. 中国人口·资源与环境, 2015 (2): 75 – 81.

[258] 杨蔚宁, 张正河, 游艳, 等. 新常态期人口迁移、技术创新与产业升级系统耦合关系研究 [J]. 城市发展研究, 2019 (10): 76 – 85.

[259] 莫龙. 1980—2050 年中国人口老龄化与经济发展协调性定量研究 [J]. 人口研究, 2009 (3): 10 – 19.

结　语

人口老龄化是社会发展的重要趋势，也是人类文明进步的重要体现，中国几乎处于应对老龄化问题的最前线，积极应对人口老龄化、探索和拓宽中国特色的积极应对人口老龄化的道路已成为党和国家的工作重心之一。成书之际，《中共中央国务院关于加强新时代老龄工作的意见》发布，意见既在指导思想和工作原则上与《国家积极应对人口老龄化中长期规划》的顶层设计保持一致，又聚焦新时代、聚焦老龄工作，重心下移、资源下沉，推动老龄工作落地见效，上下联动充分体现中央对人口老龄化问题的重视和积极应对决心。本书以老年健康为研究对象，探讨老年健康变化规律和健康老龄化效应机制，明确促进健康老龄化的关键路径，以期为降低应对人口老龄化的机会和沉没成本贡献沧海一粟。

本书马上就要下厂印刷了，风雨兼程，幸运的是一路上有亲朋好友护航。亦师亦友的赵彤院长的鼓励和支持让我相信前方有光，让我的前行快乐而自信；台湾长庚大学张锦特教授深厚的理论功底与严谨的科研态度令我折服，小到标点符号，大到逻辑框架与表达，张教授都力求精炼、准确到位，得益于张教授的指点，我才逐渐养成良好的科研习惯；和南京大学陈友华教授的偶然相识是我人生最大的幸运之一，每次听课、讨论及聊天过程中都会惊叹于陈教授的为人和善、博古通今及诙谐幽默的独特气质，我的学术之途也因陈老师的指引而能够行稳，并展现致远的图景和动力。

感谢蒋蒋和花花，你们是我夏天里的冰棒冬天里的暖阳平日里的开心果，感谢艳新，你是人间不一样的烟火。

书中部分研究发表或即将发表在中国人口科学、统计研究、人口与发展、Physica A 和 Int. J. Environ. Res. Public Health 等杂志上，感谢文章的编辑和审稿人提出的意见和建议；感谢参考文献的作者们为本书提供的基础和启发性工作；感谢武汉大学出版社的支持及代君明老师对本书的认真细致修正。

最后衷心感谢我的父母和姐妹，感谢我的爱人对我的包容和宠爱，感谢儿子对我的陪伴。回顾走过的路，心中的感谢非短短致谢所能承载，唯有继续前行，方觉不负幸运。